实用神经系统
相关疾病诊治与处理

周 丽 ◎ 主编

长江出版传媒 湖北科学技术出版社

图书在版编目（CIP）数据

实用神经系统相关疾病诊治与处理/周丽主编. －－
武汉：湖北科学技术出版社，2022.8
ISBN 978-7-5352-8784-7

Ⅰ．①实… Ⅱ．①周… Ⅲ．①神经系统疾病－诊疗
Ⅳ.①R741

中国版本图书馆CIP数据核字（2022）第183913号

责任编辑：许可 封面设计：胡博

出版发行：湖北科学技术出版社 电话:027-87679426
地　　址:武汉市雄楚大街268号 邮编:430070
　　　　（湖北出版文化城B座13-14层）
网．　址:http://www.hbstp.com.cn

印　　刷:山东道克图文快印有限公司 邮编:250000

787mm×1092mm　　1/16　　　　　　10印张　　233千字
2022年8月第1版　　　　　　　　2022年8月第1次印刷
　　　　　　　　　　　　　　　　定价：88.00元

《实用神经系统相关疾病诊治与处理》
编委会

主　编

　　周　丽　　威海市中心医院

副主编

　　孙新虎　　威海市中心医院

　　丛艳彬　　威海市中心医院

　　王静静　　威海市中心医院

编　委

　　周丽娜　　威海市中心医院

　　乔晓红　　威海市中心医院

　　吕仁花　　威海市中心医院

　　张淑陪　　威海市中心医院

　　陈彩霞　　威海市中心医院

　　许鹏娇　　威海市中心医院

前　言

　　神经系统是统率和协调全身各系统器官的重要部分,神经系统疾病对人们的生命和社会活动有着不可忽视的影响。其中神经内科患者发病率高,病死率高、致残率高,给个人、家庭、社会带来了沉重负担。随着现代医学科学的发展,人们对人体各系统、各器官疾病在病因和病理方面认识的逐渐明确,加之诊断方法和手术技术地不断改进,神经系统的范畴也在不断地更新变化。为了更好地学习神经系统的知识,也为了与其他临床医师交流经验,我们特组织了一批经验丰富的临床医师编写了本书。

　　由于水平和经验有限,书中难免存在不足之处,恳请广大同行及读者不吝批评指正。

编　者

目　　录

第一章　神经系统体格检查

第一节　神经系统检查

神经系统检查应包括七部分:高级神经活动、脑神经、运动系统、感觉系统、反射系统、脑膜刺激征及自主神经系统功能等。应与全身体格检查同时进行。一般情况下,必须自上而下,即头部、颈、胸腹、四肢的顺序,如果患者病情严重、昏迷状态,特别是危重患者,抓紧时间重点进行必要的检查、立即抢救,待脱离危险后再作补充。

一、高级神经活动检查

高级神经功能十分复杂,其障碍涉及范围甚广,包括神经病、精神病及神经心理学等。临床检查主要是意识、语言、精神状态等。

(一)意识状态

有醒觉水平和意识内容改变,出现各种类型的意识障碍。

(二)语言障碍

由于脑受损部位的不同,主要表现多种类型的失语症。

(三)精神异常

出现复杂多样的精神症状,同神经科有关的主要是智能改变。

二、脑神经检查

(一)嗅神经

一般先询问患者有无主观嗅觉障碍,观察鼻腔是否通畅,然后嘱患者闭目,闭塞其一侧鼻孔,将装有香水、松节油、薄荷水等挥发性气味,但无刺激性液体的小瓶,或牙膏、香皂等,置于患者另一侧鼻孔下,嘱其说出闻到的气味或物品的名称。然后再按同样方法检查对侧。结果有正常、减退、消失。嗅觉正常时可正确区分各种测试物品的气味,否则为嗅觉丧失,又可分为单侧或双侧嗅觉丧失。嗅觉丧失常由鼻腔病变引起,如感冒、鼻炎等,多是双侧性。在无鼻腔疾病的情况下,单侧嗅觉减退或缺失更有临床意义,多为嗅球或嗅丝损害,可见于前颅凹骨折、嗅沟脑膜瘤等。嗅觉减退尚可见于老年人帕金森病患者。在颞叶海马回遭受病变刺激时则可出现幻嗅。嗅觉过敏多见于癔症。

(二)视神经

1.视力

代表被测眼中心视敏度,检查时应两眼分别测试远视力和近视力。

(1)远视力检查:一般采用国际标准视力表,受试者眼距视标5m。常用分数表示视力,分子为被检眼与视力表的距离,分母为正常人能看某视标的距离,如5/10是受试者在5m能看清正常人于10m能看清的视标。

（2）近视力检查：通常用标准近视力表，被检眼距视标 30cm。嘱受试者自上而下逐行认读视标，直到不能分辨的一行为止，前一行标明的视力即受试者的实际视力。正常视力在 1.0 以上，小于 1.0 即为视力减退。如果视力明显减退以至不能分辨视力表上符号，可嘱其在一定距离内辨认检查者的手指（指数、手动），测定结果记录为几米指数或几米手动。视力减退更严重时，可用手电筒照射检查，了解患者有无光感，完全失明时光感也消失。因此，按患者视力情况可记录为正常、减退（具体记录视力表测定结果）、指数、手动、光感和完全失明。应该注意，视器包括角膜、房水、晶状体以及玻璃体等各个部位的病变均可导致视力的丧失或减退。

2.视野

视野是眼球保持居中位注视前方所能看到的空间范围。正常单眼视野范围大约是颞侧 90°，下方 70°，鼻侧和上方各 60°。检查方法有两种。

（1）手试法：通常多采用此法粗测视野是否存在缺损。患者背光与检查者相隔约 60cm 相对而坐，双方各遮住相对一侧眼睛（即一方遮右眼、另一方遮左眼），另一眼互相注视，检查者持棉签在两人等距间分别由颞上、颞下、鼻上、鼻下从外周向中央移动，嘱患者一看到棉签即说出。以检查者的视野范围作为正常与患者比较，判断患者是否存在视野缺损。如果发现患者存在视野缺损，应进一步采用视野计测定。

（2）视野计测定法：常用弓形视野计，可精确测定患者视野。将视野计的凹面向着光源，患者背光坐在视野计的前面，将颏置于颏架上，单眼注视视野计中心白色固定点，另一眼盖以眼罩。通常先用 3～5mm 直径白色视标，沿金属板的内面在各不同子午线上由中心注视点向外移动，直到看不见视标为止，或由外侧向中心移动直至见到视标为止，将结果记录在视野表上。按此法每转动视野计 30°检查一次，最后把视野表上所记录的各点结果连接起来，成为该视野的范围。由于不同疾病的患者对各颜色的敏感度不同，因此除用白色视标检查，必要时，还可选用蓝色和黄色（视网膜病），红色和绿色（视神经疾病）视标，逐次检查。

3.眼底

通常在不散瞳的情况下，用直接检眼镜检查，可以看到放大约 16 倍的眼底正像。选择光线较暗处请患者背光而坐或仰卧床上，注视正前方，在患者右方，右手持检眼镜，用右眼观察患者右眼底，然后在患者左方，以左手持检眼镜，用左眼观察眼底。发现眼底病理改变的位置可以用钟表的钟点方位表示，或以上、下、鼻上、鼻下、颞上和颞下来标明，病灶大小和间隔距离用视盘直径作单位来测量（1D＝1.5mm）。

（1）视盘：注意观察形态、大小、色泽、隆起和边缘情况。正常视盘呈圆形或椭圆形，直径约为 1.5mm，边缘整齐，浅红色。中央部分色泽较浅，呈凹状，为生理凹陷。正常视盘旁有时可看到色素环（或呈半月形围绕）。如果视盘有水肿或病理凹陷时，可根据看清两目标的焦点不同（即看清视盘最顶点小血管和看清视盘周围部分小血管需要转动的检眼镜转盘上屈光度的差数）来测量隆起或凹陷的程度，一般以屈光度来表示，每相差 3 个屈光度相当于 1mm。

（2）黄斑：在视盘颞侧，相距视盘 3mm 处稍偏下方，直径约 1.5mm。正常黄斑较眼底其他部分色泽较深，周围有一闪光晕轮，中央有一明亮反光点，称为中央凹反光。

（3）视网膜：正常视网膜呈粉红色，明暗有所不同，也可呈豹纹状。注意有无渗出物、出血、色素沉着及剥离等。

(4)视网膜血管:包括视网膜中央动脉和静脉,各分为鼻上、鼻下、颞上和颞下四支。正常血管走行呈自然弯曲,动脉与静脉的管径之比约为 2∶3。观察有否动脉狭窄、静脉淤血、动静脉交叉压迹。

(三)动眼、滑车和外展神经

动眼、滑车和外展神经共同管理眼球运动,故同时检查。

1.眼裂和眼睑

正常成人的上睑缘覆盖角膜上部 1～2mm。患者双眼平视前方,观察两侧眼裂是否对称,有无增宽或变窄,上睑有无下垂。

2.眼球

(1)眼球位置:在直视情况下,眼球有无突出或内陷、斜视或同向偏斜。

(2)眼球运动:嘱患者向各个方向转动眼球,然后在不转动头部的情况下注视置于患者眼前 30cm 处的检查者食指,向左、右上、下、右上、右下、左上、左下等八个方向移动。最后检查辐辏运动。分别观察两侧眼球向各个方向活动的幅度,正常眼球外展时角膜外缘到达外眦角,内收时瞳孔内缘到达上下泪点连线,上视时瞳孔上缘至上睑缘,下注视时瞳孔下缘达下睑缘。有无向某一方向运动障碍,如果不能移动到位,应记录角膜缘(或瞳孔缘)与内、外眦角(或睑缘)的距离。注意两侧眼球向各个方位注视时是否同步协调,有无复视。若有复视,应记录复视的方位、实像与虚像的位置关系。检查过程中应观察是否存在眼球震颤,即眼球不自主、有节律的往复快速移动,按其移动方向可分为水平性、垂直性、斜向性、旋转性和混合性,根据移动形式可分为摆动性(往复速度相同)、冲动性(往复速度不同)和不规则性(方向、速度和幅度均不恒定)。如果观察到眼球震颤,应详细记录其方向和形式。

3.瞳孔

(1)瞳孔大小及形状:普通室内光线下,正常瞳孔为圆形、边缘整齐,直径为 3～4mm,儿童稍大,老年人稍小,两侧等大。小于 2mm 为瞳孔缩小,大于 5mm 为瞳孔扩大。

(2)对光反射:用电筒从侧面分别照射双眼,即刻见到瞳孔缩小为光反射正常。照射侧瞳孔缩小为直接对光反射,对侧瞳孔同时缩小为间接对光反射。

(3)调节和辐辏反射:注视正前方约 30cm 处检查者的食指,然后迅速移动食指至患者鼻根部,正常时可见双瞳缩小(调节反射)和双眼内聚(辐辏反射)。

(四)三叉神经

1.感觉功能

用针、棉絮和盛冷、热水的玻璃试管测试面部皮肤的痛觉、触觉和温度觉,注意两侧对比,评价有无感觉过敏、感觉减退或消失,并划出感觉障碍的分布区域,判断是三叉神经周围支区域的感觉障碍还是核性感觉障碍。尚有用棉签轻触口腔黏膜(颊、腭、舌前 2/3)检查一般感觉。

2.运动功能

观察两侧颞部和颌部的肌肉有无萎缩,嘱患者做咀嚼动作,以双手指同时触摸颞肌或咬肌,体会其收缩力量的强弱并左右比较。其后患者张口,以上下门齿的中缝线为标准,观察下颌有无偏斜。若存在偏斜,应以下门齿位移多少(半个或 1.2 个齿位)标示。一侧三叉神经运动支病变时,病侧咀嚼肌的肌力减弱,张口下颌偏向患侧,病程较长时可能出现肌肉萎缩。

3.反射

(1)角膜反射:双眼向一侧注视,检查者以捻成细束的棉絮由侧方轻触其注视方向对侧的角膜,避免触及睫毛、巩膜。正常反应为双侧的瞬目动作,触及角膜侧为直接角膜反射,未触及侧为间接角膜反射。角膜反射通过三叉神经眼支的传入,中枢在脑桥,经面神经传出,反射径路任何部位病变均可使角膜反射减弱或消失。

(2)下颌反射:患者微张口,检查者将拇指置于患者下颌正中,用叩诊锤叩击拇指背。下颌反射的传入和传出均经三叉神经的下颌支,中枢在脑桥。正常反射动作不明显,阳性反应为双侧颞肌和咬肌的收缩,使张开的口闭合,见于双侧皮质脑干束病变。

(五)面神经

1.运动功能

观察两侧额纹、眼裂和鼻唇沟是否对称,有无一侧口角低垂或歪斜。皱眉、闭眼、示齿、鼓腮、吹哨等动作,能否正常完成及左右是否对称。一侧面神经周围性(核或核下性)损害时,病灶侧所有面部表情肌瘫痪,表现为额纹消失或变浅、皱额抬眉不能、闭眼无力或不全、鼻唇沟消失或变浅,不能鼓腮和吹哨,示齿时口角歪向健侧。中枢性(皮质脑干束)损害时仅表现病灶对侧眼裂以下面肌瘫痪。检查时应特别注意鉴别。

2.味觉

准备糖、盐、奎宁和醋酸溶液,嘱患者伸舌,检查者用棉签依次蘸取上述溶液涂在舌前部的一侧,为了防止溶液流到对侧或舌后部,患者辨味时舌部不能活动,仅用手指出预先写在纸上的甜、咸、酸、苦四字之一。每测试一种溶液后用清水漱口。舌两侧分别检查并比较。一侧面神经损害时同侧舌前 2/3 味觉丧失。

(六)前庭蜗神经

1.耳蜗神经

两耳听力分别检查。

(1)粗测法:棉球塞住一耳,用语音、机械表音或音叉振动音测试另一侧耳听力,由远及近至能够听到声音为止,记录其距离。再用同法测试对侧耳听力。双耳对比,并与检查者比较。如果发现听力障碍,应进一步行电测听检查。

(2)音叉试验:常用 C_{128} 或 C_{256} 的音叉检测。①Rinne 试验:将振动的音叉柄置于耳后乳突上(骨导),至听不到声音后再将音叉移至同侧外耳道口(与其垂直)约 1cm(气导)。正常情况下,气导时间比骨导时间(气导>骨导)长 1～2 倍,称为 Rinne 试验阳性。传导性耳聋时,骨导>气导,称为 Rinne 试验阴性;感音性耳聋时,虽然气导>骨导,但气导和骨导时间均缩短。②Weber 试验:将振动的音叉柄放在前额眉心或颅顶正中。正常时两耳感受到的声音相同。传导性耳聋时患侧较响,称为 Weber 试验阳性;感音性耳聋时健侧较响,称为 Weber 试验阴性。③Schwabach 试验:比较患者和检查者骨导音响持续的时间。传导性耳聋时间延长,感音性耳聋时间缩短。

音叉试验可鉴别传导性耳聋(外耳或中耳病变)和感音性耳聋(内耳或耳蜗神经病变)。

2.前庭神经

为前庭系统的周围部分,其感受器位于半规管壶腹嵴、椭圆囊及球囊的囊斑,功能较复杂,涉及躯体平衡、眼球运动、肌张力维持体位反射和自主神经功能调节等。前庭神经病变时主要表现眩晕、呕吐、眼球震颤和平衡失调,检查时应重点注意。

(1)平衡功能:前庭神经损害时表现平衡障碍,患者步态不稳,常向患侧倾倒,转头及体位变动时明显。Romberg试验:闭目双足并拢直立至少15s,依次转90°、180°、270°、360°重复一次,身体向一侧倾斜(倒)为阳性。前庭神经病变倾倒方向恒定于前庭功能低下侧。

(2)眼球震颤:前庭神经病变时可出现眼球震颤,眼震方向因病变部位和性质而不同。

(3)星形步态迹偏斜试验:闭目迈步前进、后退各5步,共5次,观察步态有无偏斜及其方向和程度。正常人往返5次后不见偏斜,或不固定轻度偏右或偏左,其角度不超过10°~15°,前庭神经病变,恒定偏向功能低下侧。

(4)诱发试验:①旋转试验,患者坐转椅中,闭目,头前倾30°(测水平半规管),先将转椅向右(顺时针)以1周/2s的速度旋转10周后突然停止,并请患者立即睁眼注视前方。正常可见水平冲动性眼震,快相和旋转方向相反,持续20~40s,如果小于15s提示半规管功能障碍。间隔5min后再以同样方法向左旋转(逆时针),观察眼震情况。正常时两侧眼震持续时间之差应小于5s。②冷热水试验即Barany试验:检查患者无鼓膜破损方可进行本试验。用冷水(23℃)或热水(47℃)0.2~2mL,注入一侧耳道,至引发眼球震颤时停止注入。正常情况下眼震持续1.5~2.0min,注入热水时眼震快相向注入侧,注入冷水时眼震快相向对侧。半规管病变时眼震反应减弱或消失。

(七)舌咽、迷走神经

舌咽、迷走神经的解剖和生理关系密切,通常同时检查。

1.运动功能

询问患者有无吞咽困难、饮水呛咳、鼻音或声音嘶哑。嘱患者张口发"啊"音,观察双侧软腭位置是否对称及动度是否正常,悬雍垂是否偏斜。一侧舌咽和迷走神经损害时,病侧软腭位置较低、活动度减弱,悬雍垂偏向健侧。

2.感觉功能

用棉签轻触两侧软腭、咽后壁、舌后1/3黏膜检查一般感觉,舌后1/3味觉检查方法同面神经的味觉检查法。

3.咽反射

嘱患者张口发"啊"音,用棉签轻触两侧咽后壁黏膜,引起作呕及软腭上抬动作,反射传入和传出均经舌咽及迷走神经,中枢在延髓。观察并比较刺激两侧咽后壁时引出的反射活动,舌咽和迷走神经周围性病变时患侧咽发射减弱或消失。

(八)副神经

副神经支配胸锁乳突肌和斜方肌的随意运动。一侧胸锁乳突肌收缩使头部转向对侧,双侧同时收缩使颈部前屈;一侧斜方肌收缩使枕部向同侧倾斜,抬高和旋转肩胛并协助上臂上抬双侧收缩时头部后仰。首先观察患者有无斜颈或垂肩,以及胸锁乳突肌和斜方肌有无萎缩。然后嘱患者做转头和耸肩动作,同时施加阻力以测定胸锁乳突肌和斜方肌的肌力,并左右比较。

(九)舌下神经

舌下神经支配所有舌外和舌内肌群的随意运动。观察舌在口腔内的位置、形态以及有无肌纤维颤动。然后嘱患者伸舌,观察有无向一侧的偏斜、舌肌萎缩。最后患者用舌尖分别顶推两侧口颊部,检查者用手指按压腮部测试其肌力强弱。一侧舌下神经周围性病变时,伸舌偏向患侧,可有舌肌萎缩及肌纤维颤动。一侧舌下神经核上性病变时,伸舌偏向病灶对侧,无舌肌萎缩和肌纤维颤动。双侧舌下神经病变时舌肌完全瘫痪而不能伸舌。

三、运动系统检查

基本上是四肢及躯干的骨骼肌功能,通常按如下顺序进行。

(一)肌肉容积

观察肌肉有无萎缩或假性肥大。选择四肢对称点用软尺测量肢体周径,以便左右比较和随访观察。如果发现肌肉萎缩或肥大,应记录其部位、分布和范围,确定是全身性、偏侧性、对称性还是局限性,可限于某周围神经支配区或某个关节活动的范围。尽可能确定具体受累的肌肉或肌群。右利手者右侧肢体比左侧略粗,一般不超过 2cm,且活动正常。

(二)肌张力

肌张力是指肌肉在静止松弛状态下的紧张度。根据触摸肌肉的硬度和被动活动的阻力进行判断。肌张力降低时,肌肉松弛,被动活动时的阻力减低,关节活动的范围增大,见于肌肉、周围神经、脊髓前角和小脑等的病变。肌张力增高时,肌肉较硬,被动活动时阻力增加。锥体束损害时表现上肢屈肌和下肢伸肌的张力明显增高,被动活动开始时阻力大,终末时突然变小,称为折刀样肌张力增高。锥体外系病变时,表现肢体伸肌和屈肌的张力均增高,整个被动活动过程中遇到的阻力是均匀一致的,名为铅管样肌张力增高;如果同时存在肢体震颤,则肢体被动活动过程中出现规律间隔的短时停顿,犹如两个齿轮镶嵌转动,称为齿轮样肌张力增高。

(三)肌力

肌力是主动运动时肌肉产生的收缩力。通常观察患者随意运动的速度、幅度和耐久度等一般情况,后嘱患者做某种运动并施以阻力,测试肌力大小;或让患者维持某种姿势,检查者用力使其改变,判断肌力强弱。如果不能抗阻力,可让患者做抗引力动作,抬起肢体的高度或角度;若抗引力动作也不能进行,则应观察肢体在有支持的平面上运动程度。检查肌力时应左右对比较为客观,尚需注意右利或左利的影响,两侧肢体(特别是上肢)肌力强弱存在正常差异。

常用的肌力分级标准:0 级,肌肉无任何收缩现象(完全瘫痪);1 级,肌肉可轻微收缩,但不能产生动作;2 级,肢体能在床面上移动,但不能抬起;3 级,肢体能抬离床面,但不能对抗阻力;4 级,能做抗阻力动作,但较正常差;5 级,正常肌力。

骨骼肌的功能常有重叠,且有些肌肉部位过深,临床上只能检查一部分主要肌肉或肌群。

1.肌群肌力检查

一般以关节为中心检测肌群的伸屈、外展、内收、旋前、旋后等力量。

2.单块肌肉肌力检查

各块肌肉的肌力可选用其相应的具体动作来检测,并非对每一患者均要测试所有肌肉的肌力,需针对病情选择重点检查。

3.轻瘫试验

对轻度瘫痪用一般方法不能确定时,可进行下述试验。

(1)上肢:①上肢平伸或手旋前试验:双上肢平伸,掌心向下,持续数分钟后轻瘫侧上肢逐渐下垂及旋前。②分指试验:手指分开伸直,双手相合,数秒钟后轻瘫侧手指逐渐并拢屈曲。③数指试验:手指全部屈曲或伸直,然后依次伸直或屈曲做计数动作,轻瘫侧动作笨拙或不能。④环指试验:患者拇指分别与其他各指组成环状,检查者以一手指穿入环内快速将其分开,测试各指肌力。

(2)下肢:①外旋征:仰卧,双下肢伸直,轻瘫侧下肢呈外旋位。②Mingazini 试验:仰卧,双下肢膝、髋关节均屈曲成直角,数十秒钟后轻瘫侧下肢逐渐下垂。③Barre(a)试验或膝下垂试验:俯卧,维持双膝关节屈曲 90°,持续数十秒钟后轻瘫侧小腿逐渐下落。④Barre(b)试验或足跟抵臀试验:俯卧,尽量弯曲膝部,使双侧足跟接近臀部,轻瘫侧不能抵近臀部。

(四)共济运动

任何动作的准确完成需要主动、协同、拮抗和固定作用的肌肉密切协调参与,协调作用障碍造成动作不准确、不流畅以致不能顺利完成时,称为共济失调。临床上应注意视觉障碍,不自主运动、肌张力改变和肌力减退等也可影响动作的协调和顺利完成。

一般观察患者穿衣、扣纽、取物、写字、站立和步态等动作的协调准确性。主要的检查如下:

1.指鼻试验

外展伸直一侧上肢,以伸直的食指触及自己的鼻尖,先睁眼后闭眼重复相同动作。注意两侧上肢动作的比较。小脑半球病变时患侧指鼻不准,接近鼻尖时动作变慢,并可出现动作性震颤,睁、闭眼无明显差别。感觉性共济失调的指鼻在睁眼时动作较稳准,闭眼时很难完成动作。

2.过指试验

上肢向前平伸,食指掌面触及检查者固定不动的手指,然后抬起伸直的上肢,使食指离开检查者手指,垂直抬高至一定的高度,再下降至检查者的手指上。先睁眼后闭眼重复相同动作,注意睁、闭眼动作以及两侧动作准确性的比较。前庭性共济失调者,双侧上肢下落时食指均偏向病变(功能低下)侧;小脑病变者,患侧上肢向外侧偏斜;深感觉障碍者,闭眼时不能触及目标。

3.轮替试验

快速交替进行前臂的旋前和旋后、手掌和手背快速交替接触床面或桌面、伸指和握拳,或其他来回反复动作,观察快速、往复动作的准确性和协调性。小脑性共济失调患者动作缓慢、节律不匀和不准确。

4.跟膝胫试验

嘱患者仰卧,抬高一侧下肢,屈膝后将足跟置于对侧膝盖上,其后沿胫骨前缘向下移动至踝部。小脑性共性失调患者抬腿和触膝时动作幅度大、不准确、贴胫骨下移时摇晃不稳。感觉性共济失调患者难以准确触及膝盖,下移时不能保持和胫骨的接触。

5.反跳试验

患者用力屈肘时,检查者握其腕部向相反方向用力,随即突然松手。正常人因为对抗肌的拮抗作用而使前臂屈曲迅速终止，阳性表现为患者的力量使前臂或掌部碰击到自己的身体。

6.平衡性共济失调试验

(1)闭目难立征即昂伯征：双足跟及足尖并拢直立，双手向前平伸，先睁眼后闭眼，观察其姿势平衡。睁眼时能保持稳定的站立姿势，而闭目后站立不稳，称 Romberg 征阳性，见于感觉性共济失调。小脑性共济失调患者无论睁眼还是闭眼都站立不稳。一侧小脑病变或前庭病变时向病侧倾倒，小脑蚓部病变时向后倾倒。

(2)仰卧一坐起试验：不能借助手支撑，由仰卧位坐起。正常人于屈曲躯干的同时下肢下压，而小脑性共济失调患者在屈曲躯干的同时髋部也屈曲，双下肢抬离床面，无法完成坐起动作，称联合屈曲现象。

(五)不自主运动

不自主地出现一些无目的异常运动，注意其形式、部位、程度、规律和过程，以及与活动、情绪、睡眠、气温等的关系。临床常见的有：

1.痉挛和抽动

痉挛是肌肉或肌群间歇或持续的不随意收缩，呈阵挛性或强直性。可以是全身的或局部的。抽动为单一或多块肌肉的快速收缩动作，可固定于一处或游走性，甚至多处出现，如挤眉、努嘴、耸肩等。

2.震颤

不自主的节律性振动。静止性震颤见于旧纹状体损害（如震颤性麻痹），运动性震颤见于小脑病变。

3.舞蹈样动作

无目的、无定型、突发、快速、粗大的急跳动作，为新纹状体病损引起。

4.手足徐动

肢体远端游走性肌张力增高和降低动作，呈现缓慢的扭转样蠕动。典型表现为手指或足趾间歇、缓慢的扭转动作，为基底节损害的一种表现。

5.其他

扭转痉挛是肌肉异常收缩引起缓慢扭转样不自主运动，表现为躯干和肢体近端扭转。偏身投掷运动，为肢体近端粗大的无规律投掷样运动，见于侧丘脑底核损害。

(六)姿势和步态

观察患者卧、坐、立和行走的姿势，可能发现对于诊断有价值的线索；步态检查可嘱患者按指令行走、转弯和停止，注意其起步、抬足、落足、步幅、步基、方向、节律、停步和协调动作的情况。根据需要尚可进行足跟行走、足尖行走和足跟挨足尖呈直线行走。常见步态异常有：

1.痉挛性偏瘫步态

上肢内收旋前，指、腕、肘关节屈曲，行走时下肢伸直向外、向前呈划圈动作，足内翻，足尖下垂。见于一侧锥体束病变。

2.痉挛性剪式步态

双下肢强直内收，行走时两足向内交叉前进，形如剪刀样。常见于脊髓横贯性损害或两侧大脑半球病变。

3.蹒跚步态

又称共济失调步态。站立两足分开,行走时步基增宽,左右摇晃,前扑后跌,不能走直线,犹如醉酒者,故又称为"醉汉步态"。见于醉酒(可较窄步基平衡短距离行走数步,有别于小脑病变)、小脑或深感觉传导路径病变(看地慢行,闭目不能行走为特点)。

4.慌张步态

走时躯干前倾,碎步前冲,双上肢缺乏连带动作,起步和止步困难。由于躯干重心前移,致患者行走时往前追逐重心,小步加速似慌张不能自制,又称"前冲步态"。见于帕金森病。

5.摇摆步态

由于骨盆带肌群和腰肌无力,行走缓慢,腰部前挺,臀部左右摇摆,像鸭子走路又称鸭步。见于肌营养不良症。

6.跨阈步态

足尖下垂,行走时为避免足趾摩擦地面,需抬高下肢,如跨越门槛或涉水时之步行姿势。见于腓总神经病变。

7.癔症步态

表现奇特,不恒定,易变,步态蹒跚,向各方向摇摆,欲跌倒状而罕有跌倒。见于癔症等心因性疾患。

四、感觉系统检查

感觉是感受器受到刺激在脑中的综合反映,包括特殊感觉(嗅、视、味、听)和一般感觉两大项,这里限于躯体的一般感觉。感觉系统检查的主观性强,受理解能力、文化教育程度、年龄等影响。因此,检查前应耐心向患者解释检查目的、过程和要求以取得患者的充分合作。检查必须在安静环境中进行,使患者能够全神贯注,认真回答对各种刺激的感受。检查过程中应嘱患者闭目,切忌暗示性提问,以避免影响患者的真实性感受。检查时应注意左右、上下、远近端等的对比,以及不同神经支配区的对比。痛觉检查应先由病变区开始,向正常区移行(如感觉过敏则应由健区向病区检查)。先查出大概范围,再仔细查出感觉障碍的界限,并应准确画图记录其范围,必要时需多次复查核实。检查结果以正常、减弱、消失、过敏等表示。

(一)浅感觉

1.触觉

用一束棉絮轻触皮肤或黏膜,询问是否察觉及感受的程度。也可嘱患者说出感受接触的次数。

2.痛觉

用大头针轻刺皮肤,询问有无疼痛以及疼痛程度。如果发现局部痛觉减退或过敏,嘱患者比较与正常区域差异的程度。

3.温度觉

用盛冷水(5~10℃)和热水(40~45℃)的玻璃试管分别接触皮肤,嘱患者报告"冷"或"热"。

(二)深感觉

1.运动觉

患者闭目,检查者用手指轻轻夹住患者指、趾的两侧,向上、向下移动5°左右,嘱其说出移动的方向。如果患者判断移动方向有困难,可加大活动的幅度,再试较大的关节,如腕、肘、踝和膝关节等。

2.位置觉

患者闭目,检查者移动患者肢体至特定位置,嘱患者报告所放位置,或用对侧肢体模仿移动位置。

3.振动觉

将振动的音叉(128Hz)柄置于患者骨隆起处,如足趾、内外踝、胫骨、髌骨、髂骨、手指、尺桡骨茎突、肋骨、脊椎棘突、锁骨和胸骨等部位,询问有无振动的感觉,注意感受的程度和时限,两侧对比。

4.压觉

用手指或钝物(如笔杆)轻触或下压皮肤,让患者鉴别压迫的轻重。

(三)复合感觉

1.实体觉

患者闭目,用单手触摸常用熟悉的物体,如钢笔、钥匙、纽扣、硬币或手表等,说出物体的大小、形状和名称。

2.定位觉

患者闭目,用竹签轻触患者皮肤,让患者用手指出触及的部位。正常误差在 1.0cm 以内。

3.两点分辨觉

患者闭目,用分开一定距离的双脚规接触皮肤。如果患者能感受到两点时再缩小间距,直到感受为一点为止,此前一次的结果即为患者能分辨的最小两点间距离。正常值:指尖 2～4mm,指背 4～6mm,手掌 8～12mm,手背 2～3cm,前臂和小腿 4cm,上臂和股部 6～7cm,前胸 4cm,背部 4～7cm。个体差异较大,注意两侧对比。

4.图形觉

患者闭目,用竹签在患者的皮肤上画各种简单图形,如圆形、四方形、三角形等,请患者说出所画图形。

5.重量觉

用重量不同(相差 50％以上)的物体先后放入一侧手中,说出区别。有深感觉障碍时不做此检查。

五、反射检查

在神经系统检查中,反射检查的结果比较客观,较少受到意识状态和意志活动的影响,但仍需患者保持平静和肌肉放松,以利反射的引出。反射活动还有一定程度的个体差异,有明显改变或两侧不对称(一侧增强或亢进、减弱或消失)时意义较大。为客观比较两侧的反射活动情况,检查时应做到两侧肢体的位置适当,叩击或划擦的部位和力量一样。根据反射改变分为亢进、增强、正常、减弱、消失和异常反射等。

(一)浅反射

1.腹壁反射($T_{7\sim12}$,肋间神经)

患者仰卧,双膝半屈,腹肌松弛。用竹签沿肋缘下($T_{7\sim8}$)、平脐($T_{9\sim10}$)和腹股沟上方

（$T_{11\sim12}$），由外向内轻而快地划过腹壁皮肤，反应为该处腹肌收缩，分别称为上、中、下腹壁反射。

2.提睾反射（$L_{1\sim2}$，闭孔神经传入，生殖股神经传出）

仰卧，双下肢微分开。用竹签在患者股内侧近腹股沟处，由上而下或下而上轻划皮肤，出现同侧提睾肌收缩，睾丸上提。

3.跖反射（$S_{1\sim2}$，胫神经）

仰卧，膝部伸直，用竹签或叩诊锤柄的尖端轻划患者足底外侧，由足跟向前至小趾跟部转向内侧，正常反射为所有足趾的跖屈。

4.肛门反射（$S_{4\sim5}$，肛尾神经）

患者胸膝卧位或侧卧位，用竹签轻划患者肛门周围皮肤，引起肛门外括约肌的收缩。

（二）深反射

深反射又称腱反射，检查结果可用消失（－）、减弱（＋）、正常（＋＋）、增强（＋＋＋）、亢进（＋＋＋＋）、阵挛（＋＋＋＋＋）来描述。

1.肱二头肌腱反射（$C_{5\sim6}$，肌皮神经）

患者坐位或卧位，肘部半屈，检查者将左手拇指或中指置于患者肱二头肌腱上，右手持叩诊锤叩击手指。正常反应为前臂屈曲，检查者也感到肱二头肌的肌腱收缩。

2.肱三头肌腱反射（$C_{6\sim7}$，桡神经）

患者坐位或卧位，肘部半屈，上臂稍外展，检查者以左手托住其肘关节，右手持叩诊锤叩击鹰嘴上方的肱三头肌腱。反应为肱三头肌收缩，前臂伸展。

3.桡骨膜反射（$C_{5\sim8}$，桡、正中、肌皮神经）

患者坐位或卧位，肘部半屈，前臂略外旋，检查者用叩诊锤叩击其桡骨下端或茎突。引起肱桡肌收缩，肘关节屈曲，前臂旋前，有时伴有手指屈曲动作。

4.膝反射（$L_{2\sim4}$，股神经）

取坐位时膝关节屈曲90°，小腿自然下垂，检查者左手托其膝后使膝关节呈120°屈曲，叩诊锤叩击膝盖下方的股四头肌肌腱。反应为股四头肌收缩，小腿伸展。若精神紧张而不易叩出时，可用分散注意力，嘱双手指勾紧相反方向用力牵拉时才叩击，便可引出（即加强法）。

5.踝反射（$S_{1\sim2}$，胫神经）

又称跟腱反射。取仰卧位或俯卧位，屈膝90°；或跪于椅面上，双足距凳约20cm。检查者左手使其足背屈，右手持叩诊锤叩击跟腱，表现为腓肠肌和比目鱼肌收缩，足跖屈。

6.阵挛

是腱反射极度亢进的表现，见于锥体束病变的患者。

（1）髌阵挛：患者仰卧，下肢伸直，检查者以一手的拇指和食指按住其髌骨上缘，另一手扶着膝关节下方，突然而迅速地将髌骨向下推移，并继续保持适当的推力，引起股四头肌有节律的收缩使髌骨急速上下移动为阳性。

（2）踝阵挛：患者仰卧，检查者以左手托其小腿后使膝部半屈曲，右手托其足部快速向上用力，使其足部背屈，并继续保持适当的推力，出现踝关节节律性的往复伸屈动作为阳性。

(三)病理反射

1.巴宾斯基征

方法同跖反射检查,阳性反应为拇趾背屈,其余各趾呈扇形展开。如果无此反应可增加刺激强度或轻按第 2～5 趾背再试,引出拇趾背屈,向即加强阳性。多次加强阳性,尤其见于一侧,结合其他体征,常有临床价值。是锥体束损害的重要征象,但也可见于 2 岁以下的婴幼儿。

2.类同巴宾斯基征的病理反射

以下为刺激不同部位引起与巴宾斯基征相同的反应。

(1)普赛征:用竹签自后向前轻划足背外下缘。

(2)舍费尔征:以手挤压跟健。

(3)贡达征:紧压足第 4、5 趾向下,数秒钟后突然放松。

(4)查多克征:足背外踝下方用竹签由后向前轻划皮肤。

(5)欧本海姆征:拇指和食指用力沿胫骨前缘自上而下推移至踝上方。

(6)高登征:用手挤压腓肠肌。

3.霍夫曼征(C_7～T_1,正中神经)

检查者以左手握住患者腕上方,使其腕部略背屈,右手食指和中指夹住患者中指第二指节,拇指向下迅速弹刮患者的中指指甲,阳性反应为除中指外其余各指的屈曲动作。用手指急速弹击患者第 2～4 指的指尖,引起各指屈曲反应,称为特勒姆纳(Tromner)征。

4.罗索利莫征(L_5～S_1,胫神经)

患者仰卧,双下肢伸直,检查者用手指掌面弹击患者各趾跖面,阳性反应为足趾向跖面屈曲。罗索利莫征(C_7～T_1,正中神经)检查者左手轻握持患者第 2～5 指之第一指节处,用右手第 2～4 指指尖急速弹击患者手指末节掌面,引起手指屈曲。

5.别赫捷列夫征(L_5～S_1,胫神经)

患者仰卧,下肢伸直,用叩诊锤叩击第 3、4 跖骨的足背面时,引起足趾急速向跖面屈曲。

在牵张反射明显增高时,刺激一定部位引出指屈曲或趾跖屈反应,常提示锥体束损害,尤以左右不对称、单侧或双足出现更有价值。此时也可归为病理反射。实际上 Babinski 征一类的露趾背屈在解剖生理上属于跖反射伸性反应,因此,临床上有统称伸性病理反射。相对而言,对指或趾屈曲反应则有概括为屈性病理反射。

六、脑膜刺激征

软脑膜和蛛网膜的炎症或蛛网膜下隙出血,使脊神经根受到刺激,导致其支配的肌肉反射性痉挛,从而产生一系列阳性体征,统称为脑膜刺激征。

(一)颈强直

患者仰卧,双下肢伸直,检查者轻托患者枕部并使其前曲。如颈有抵抗,下颏不能触及胸骨柄,则提示存在颈强直。颈强直程度可用下颏与胸骨柄间的距离(几横指)表示。

(二)克尼格征

患者仰卧,检查者托起患者一侧大腿,使髋、膝关节各屈曲成约 90°角,然后一手固定其膝关节,另一手握住足跟,将小腿慢慢上抬,引伸膝关节。如果伸膝困难,大腿与小腿间夹角不到135°时就出现明显阻力,并伴有大腿后侧及腘窝部疼痛,则为阳性。

（三）布鲁津斯基征

患者仰卧，双下肢伸直，检查者托起枕部并使其头部前曲。如患者双侧髋、膝关节不自主屈曲，则为阳性。

七、自主神经功能检查

（一）一般检查

1.皮肤

注意观察色泽、质地、温度和营养情况。有无苍白、潮红、发绀、色素沉着、变硬、增厚、菲薄或局部水肿，局部温度升高或降低；有无溃疡或压疮。

2.毛发与指甲

观察有无多毛、脱发或毛发分布异常，有无指甲变形、变脆及失去正常光泽等。

3.排汗和腺体分泌

观察出汗情况，是否过多、过少或无汗。有无泪液、唾液等的过多或过少。

4.括约肌功能

有无尿潴留或尿失禁、大便秘结或失禁。

5.性功能

有无阳痿或月经失调、性功能减退或性功能亢进。

（二）自主神经反射

1.眼心反射

压迫眼球引起心率轻度减慢称为眼心反射。经三叉神经传入，中枢在延髓，传出为迷走神经。患者安静卧床 10min 后计数 1min 脉搏。患者闭目后双眼下视，检查者用手指逐渐压迫患者双侧眼球（压力不致产生疼痛为限），20～30s 后再计数脉搏。每分钟脉搏减慢 10～12 次为正常，减慢 12 次以上为迷走神经功能亢进，迷走神经麻痹者脉搏无此反应，交感神经功能亢进者脉搏不减慢甚至加快。

2.卧立试验

体位改变前后各数 1min 脉搏。由平卧突然直立后如果每分钟脉搏增加超过 12 次，为交感神经功能亢进。由直立转为平卧后若减慢超过 12 次，为副交感神经功能亢进。

3.皮肤划痕试验

用竹签适度加压在皮肤上画一条线。数秒钟后出现先白后红的条纹为正常。如果白色条纹持续时间超过 5min，为交感神经兴奋性增高；若红色条纹增宽、隆起，持续数小时，是副交感神经兴奋性增高或交感神经麻痹。

4.竖毛反射

搔划或用冰块刺激颈部或腋部皮肤，引起竖毛反应，如鸡皮状，7～10s 最明显，15～20s 后消失。竖毛反应受交感神经节段性支配（面及颈部是 C_8～T_3，上肢为 $T_{4～7}$，躯干在 $T_{8～9}$，下肢为 T_{10}～L_2）。扩展至脊髓横贯性损害的平面即停止，可帮助判断脊髓病灶部位。

第二节　失语症检查

95％以上的右利手及多数左利手其大脑优势半球位于左侧。优势半球外侧裂周围病变通常会引起言语及语言障碍。远离该半球言语中枢的病变引起言语、语言障碍的可能性不大。因此,左侧外侧裂周围动脉分支血供障碍引起的脑盖及脑岛区损伤所致的语言功能(包括发音、阅读及书写)失常称为失语。失语诊断需与精神病、意识障碍、注意力减退及记忆障碍引起的言语障碍及非失语性言语障碍,如构音不良、先天性言语障碍、发音性失用及痴呆性言语不能相鉴别。

一、失语的分类

根据大脑白质往皮质的传入及传出系统病变将失语基本分为运动性失语(MA 与额叶病变有关)、感觉性失语(SA,与外侧裂后部病变有关)、传导性失语(CA,介于额叶与外侧裂后部之间的病变)。除了病变部位以外,失语的分类还与患者的言语表达、理解及复述功能有关。以下为国际上病变部位和临床特点的分类。

(1)外侧裂周围失语综合征:运动性失语;感觉性失语;传导性失语。

(2)分水岭带失语综合征:经皮质运动性失语;经皮质感觉性失语;经皮质混合性失语。

(3)皮质下失语综合征:丘脑性失语;基底节性失语;Merle 四方空间失语。

(4)命名性失语。

(5)完全性失语。

(6)失读。

(7)失写。

二、失语的检查

失语检查是一种繁杂的临床工作,患者失语的表现不仅与疾病本身有关,也与患者的文化程度、工作及家庭环境、智能情况、病程及当时注意力是否完整有关。因此,失语检查应兼顾以上情况,根据目的的不同,选择不同的检查方法。临床上常用的失语检查法有:波士顿诊断失语检查法(BDAE)、亚琛失语检查法(AAT)等。1988 年,北京医院王新德教授根据国外失语研究进展,结合我国国情组织制定了"汉语失语症检查法(草案)"。1992 年,北大医院高素荣教授在 BDAE 的基础上,结合我国国情制定了汉语失语检查法。1992 年,王新德教授对检查法进行了修改,在临床上得到广泛应用。

虽然失语检查法种类繁多,其出发点不尽相同,但检查的基本内容则大同小异,检查时重点需注意如下方面。

(一)与患者的交流

很大程度取决于检查者的技巧,需注意如下情况。

(1)安静的环境,避免干扰。

(2)保持谈话主题,避免话题转换。

(3)言语简练、准确,避免表达含糊、简单(如儿语)。

(4)容许患者停顿思考(给其充分的时间);当患者出现理解困难时。应该:①换一种表达方式。②改变回答形式(如将回答问题改为仅以"是"或"不是"回答)。③交谈中经常辅以非言语方式,如表情、手势。④给自己时间,以正确理解患者言语及非言语信息。⑤检查者出现理解不清时,重复问患者。⑥当患者出现与话题完全无关的表达(奇语、自语、自动)时打断患者。

(二)自发言语情况

传统的失语检查法应该均从谈话(自发言语)开始,如要求患者讲发病经过,在谈话过程中,注意患者说话是否费力,音调和构音是否正常,说话句子长短,说出话多还是少,能否表达其意。这对失语诊断十分重要。因此,要求对其作录音记录,需描述的内容有:

(1)音韵障碍,如语调、发音速度、重音改变等,仔细描述音韵,将有助于错语的判断。

(2)语句重复,如赘语、回声现象,对特定内容语句重复的描述将有助于失语诊断及预后的判断。

(3)错语:需说明患者的错语形式,语音性错语("桥"—"聊")或语义性错语("桌子"—"椅子"),是否存在新语或奇语。

(4)找词困难:为失语患者最常出现的症状,其结果是患者出现语义性错语,如以近义词替代目标词(桌子—椅子),称为近义性语义错语;或以不相干性词代替目标词(桌子—花),称为远义性语义错语;其他找词困难的表现为语句中断、语句转换(如"您知道我说的意思……")、语句重复或持续现象;过多错语的后果为奇语。

(5)失文法现象:在语句层面出现的语法错误称为失文法,如"电报性言语"(患者省略功能词—副词、助词等,而仅以名词、动词表达,如"头痛,医生……"或文法错用,即语句中功能词过多或错用。

(三)命名检查

命名检查包括如下八个方面。

(1)听患者谈话,从谈话中看有无命名问题。

(2)判断患者对看见的物品命名的能力,以现有环境中患者熟悉的物品为主要对象。如表、窗户、被子等。

(3)判断患者摸物品命名的能力,患者存在视觉失认时可给予语句选择,如"草是什么颜色?","用什么点烟?"。

(4)检查通过听刺激命名的能力,如用钥匙撞响声。

(5)判断患者对躯体部位的命名能力,如大拇指、肩、手腕等。

(6)检查者口:头描述物品功能,让患者说出其名称;患者出现命名困难时可给予提示如命名"手表",将口型作成"手"的发音状态,"这是 sh…",也可将音头拼出如"这是手……"。

(7)列出某一类别的名称的能力(列名)。

(8)检查命名能力注意除常用名称外,还应查不常说的物品一部分或身体一部分。如表带、肘、耳垂等命名。

单纯命名性失语定位困难,必须结合其他语言功能检查及神经系统体征。命名不能有三种情况及不同病灶部位:①表达性命名不能:患者知道应叫什么名称,但不能说出正确词,可接受语音提示。病灶大多在优势半球前部,即 Broca 区,引起启动发音困难,或累及至 Broca 区纤维,产生过多语音代替。②选字性命名不能:患者忘记了名称,但可描述该物功能,语音提示无帮助。但可从检查者提供名称中选出正确者,此种命名不能的病变可能在优势半球颞中回后部或颞枕结合区。③词义性命名不能:命名不能且不接受提示,亦不能从检查者列出名称中选出正确者。实际上患者失去词的符号意义,词不再代表事物,其病变部位不精确。但最常提出的部位为优势半球角回,角回与产生选字性命名不能的皮质区接近,临床上两种命名不可能混合出现,但纯粹型亦分别可见。

(四)理解

理解包括对词、句朗读的理解,典型的检查方法是患者对口头指令的反应,让患者从图中选择检查者发音的意思,可从简单的指一物开始,继而指不相关联的几件物,还可说某一物的功能让患者指出该物。行动无困难者还可让患者做一系列动作。也可采用是(否)问题。

在床上检查失语时,需注意避免常用命令词"将眼睛闭上""将口张开"或"将舌头伸出来",因患者可以完成指令的正确性因检查者无意识的暗示动作而具偶然性。

检验患者对句子的句法结构的理解程度需通过专项测试。

失语患者对口语的理解罕见全或无现象,既不是全不懂,亦不是全懂。有些患者理解常用词,不理解不常用词;有些理解有具体意义的名词,不理解文法字,如介词、副词;有些理解单个名词,不理解连续几个名词,检查者对口语理解的检查及判断必须非常小心。

(五)复述

检查复述能力对于急性期语量减少的患者特别重要,因为复述能力保留较好者一般其预后较好。复述可在床边检查,且容易判断其功能是否正常。检查者可从简单词开始,如数字、常用名词,逐渐不常用名词、一串词、简单句、复杂句等,无关系的几个词和文法结构复杂的句子。很多患者准确重复有困难,甚至单个词也不能重复。不能重复可能因患者说话有困难或者是对口语理解有困难。但有些患者的复述困难比其口语表达或理解困难要重得多。复述困难提示病变在优势半球外侧裂周围。如 Broca 区、Wernicke 区及二区之间联系纤维。有些患者尽管自发谈话或口语理解有困难,但复述非常好。一种强制性的重复检查者说的话称模仿语言。完全的模仿语言包括多个短语、全句,以致检查者说出的不正确句子、无意义的字、汉语均可模仿。模仿语言可以是患者只能说的话,有些患者在模仿语言后又随着一串难以理解的话。显然,患者自己也不知自己在说什么。

大多数模仿语言患者有完成现象,如检查者说一个未完成的短语或句子,患者可继续完成,或一首诗、儿歌由检查者开始后,患者可自动接续完成。有些患者重复检查者说的词或短语时变成问话的调,表明他不懂这个词或短语。模仿语言最常见于听理解有困难的患者。以复述好为特点的失语提示病变在优势半球边缘带区。

(六)书写

书写检查为专项检查,对患者作听写检查时主要会出现以下表现:

(1)患者对字空间结构失认,故此为结构性失用,而非失语。

(2)音韵障碍:患者出现音韵错写。

(3)词错写:患者将词写错。

(4)严重病例常会出现书写中断或音节持续书写或自动症的表现。

（七）阅读

阅读障碍称失读，由于脑损害导致对文字（书写语言）的理解能力丧失或有障碍，要注意读出声与理解文字是不同的功能。失读指对文字的理解力受损害或丧失。有说话障碍者不能读出声，但理解。阅读检查大致较容易，让患者念卡片上的字或句，并指出其物或照句子做，如此水平可完成则让患者念一段落，并解释。不完全阅读障碍可表现为常用字保留较好，名词保留较好，不常用字则不理解。

临床上鉴别失语较为简单的方法为 Token－Test。

失语检查对区分失语类型、判断失语转归，进一步确定失语治疗方案意义重大。在临床上，需耐心做反复练习方能熟练，在做失语诊断时需慎重，因与检查技巧等诸因素有关。有关失语分类可参照相应书籍，在此不赘述。

第三节　智能、失认、失用检查

对患者智能的检查需从患者的理解、记忆、逻辑思维以及对日常的生活常识的掌握上来评价，常需要家属提供病史和描述患者的活动，并结合神经系统检查和选择性特殊检查等结果。临床上，智能的检查首先要从以下几方面来进行。

一、意识状态

智能检查首先需判断患者的精神状态，第一步就是要仔细检查患者在被检查时的意识水平，这包括与脑干网状激动系统有关的醒觉状态和大脑皮质功能有关的意识内容两部分，其次是记录检查时患者意识水平的状态及其波动。一般观察通常就能够确定醒觉异常，但对醒觉意识错乱状态定量则需要正规测验。数字广度是最常用的检查方法：检查者按每秒钟一个字的速度说出几个数字，立即让患者重复如能复述数字达 7 ± 2 个则认为正常，不能重复 5 个或 5 个以下数字的患者即有明显注意力问题。另一个方法是"A 测验"，一种简单的持续进行的试验。检查者慢慢地无规律地说英文字母，要求患者在每说到"A"时作表示。30s 内有一个以上的遗漏即表明有注意力不集中。

二、精神状况与情绪

描述当时患者的精神状况及情绪情况有助于对智能评定结果的判定，常需要通过直接与患者的接触和询问家属及护理人员，来了解患者如何度过一天吃和睡的情况；患者的一般行动和精神状态如何（如患者是整洁的还是很肮脏，对待他人的行为如何，患者对周围事情的反应是否正常，有无大小便失禁等等）。情绪状况包括患者内在情感和主观情感，也可反映患者的人格特点。可以问患者"你内心感受如何？"或者"你现在感觉怎么样？"提问包括患者现在或过去产生过的自杀念头及实施的行为方式，抑郁是常见的心境障碍，可用"症状自评量表（SCL－90）"来检测。

三、言语功能

见失语检查部分。

四、视空间功能

此为脑的非口语功能之一。最基本的测验是临摹图画的能力,平面图和立体图都要画,也可让患者画较复杂的图画,判断患者是否也存在着"疏忽"。

五、皮质有关功能

(一)运用

失用为患者在运动、感觉及反射正常时出现不能完成病前能完成的熟悉动作的表现。

1.结构性失用检查

优势半球顶、枕交界处病变时,患者不能描绘或拼搭简单的图形,常用 Benton 三维检查。

2.运动性失用

发生于优势半球顶、枕交界处病变时,常用 Goodglass 失用评定法:①面颊:吹火柴,用吸管吸饮料。②上肢:刷牙、锤钉子。③下肢:踢球。④全身:正步走、拳击姿势。

评定:正常—不用实物也能完成;阳性—必须有实物方能完成大部分动作;严重—给予实物也不能完成动作。

3.意念性失用

优势半球缘上回、顶下回病变时,患者对精细动作的逻辑顺序失去正确观念。检查时让患者按顺序操作,如"将信纸叠好,放入信封,封上",患者表现为不知将信与信封如何处置。

4.穿衣失用

右顶叶病变时,患者对衣服各部位辨认不清楚,不能穿衣,或穿衣困难。必须确定患者是否有过分的穿衣或脱衣困难,特别是要注意患者有无趋向身体一侧穿衣和修饰,而忽视另一侧(一侧忽视);在穿衣时完全弄乱,胳膊或腿伸错地方。不能正确确定衣服方位(视空间定向障碍);或者有次序问题,为视空间失认的一种表现。

5.意念运动性失用

因缘上回运动前区及胼胝体病变所致,患者不能执行口头指令,但能下意识做一些熟悉的动作,检查者可让患者模仿,如检查者做刷牙动作,让患者模仿,或让患者"将手放在背后,并握拳"。不能完成者为阳性。

(二)失认

1.视觉失认检查(视觉疏忽检查)

Schenkenberg Line Disection 指导语:"请您在每条线的中点画一条竖线",让患者在每根线上的中点作等分记号,单侧漏记 2 根,或中点偏移距离超出全线长度 10% 均为阳性。检查者同时应注意患者有无口头否认身体被忽视部分有任何缺陷,或该部位与自体的关系。

2.左右失认

检查者口述左右身体某部位名称,嘱患者指出或抬起(手或脚),进一步的测验可以给较复杂的指令,例如"用你的左手摸你的右耳",回答不准确者为阳性。

3.手指失认

说出手指的名称,让患者指出;或要求患者说出每个手指的名称,如说不出,可要求患者按检查者说的名称伸出手指。如仍做不到,检查者可刺激患者一个手指且不让患者看见,而要求患者活动另一手的同一手指。回答不准确者为阳性(特别要让患者指认不常用的手指如无名指)。

4.辨认身体部分

要求患者指出身体的部位(眼、耳、口、手)和说出身体部位名称。

5.穿衣困难(见穿衣失用)。

(三)额叶功能

1.连续动作

当额叶病变时,运动失去有效的抑制,患者手做连续动作的能力下降,不能顺利、流畅地完成"拍、握拳、切"的动作。亦可让患者敲简单节律,看患者重复的能力,完成做一不做测验(当检查者敲一下时,患者敲二下,检查者敲二下时,患者不敲)。

2.一笔画曲线

当额叶病变时,运动失去有效的抑制,患者一笔画会出现偏差。

六、记忆测验

(1)即刻回忆:在短时间内完全准确地保存少量信息的能力称即刻回忆,常以测数字广泛来评定。

(2)记住新材料的能力:亦称近事记忆或短时记忆。一个简单的方法是将自己的名字告诉患者,几分钟后让患者回忆此名字,亦可提出三或四个不相关的词。如"紫红色、大白菜、图书馆、足球场",让患者复述出来,然后在进行其他检查5～10min后,要求患者回忆这些词。

(3)回忆过去记住过知识的能力:称为远事记忆或长期记忆。此功能对于不同文化层次的患者难以判断,因为检查者不知道患者过去已熟悉的知识是哪些。可以问一些常识性问题,如涉及政治、个人历史等。

(4)名称。

(5)虚构:患者对普通问题给予古怪的或不正确的回答称虚构。对星期几或日期回答不正确,对方向问题回答错地方,或说出最近并未发生过的个人活动。

(6)健忘:是启动回忆的问题,而不是记住新知识的问题,每个人都有健忘趋势,且随正常年龄增长而加重。

七、计算能力

计算要求熟练应用已学会的数字功能,给加、减、乘除题,结果必须与患者的教育水平和职业一致。一个常用的计算测验是从100减7开始,连续演算减7的能力。

八、临床上常用的痴呆评定量表

痴呆是一个复杂的综合征,是获得性的大脑皮质高级功能的全面障碍。早期痴呆患者,标准的智力测验和记忆测验仍是首选。而在中重度痴呆患者的评定时,由于病情的进展无法完成复杂的成套测验,或在初步筛选时为了减少临床工作的压力,应考虑选用短小、简便的测验。以下介绍几个国内外最广泛应用的测验。

(一)简易精神状况检查法(MMSE)

1975年,由Folstein等编制,有良好的信度和效度,简单易行,主要使用对象为老年人,国外已广泛采用。测验包括20题,30项,答对1项记1分,不答或答错记0分。修订后内容如下:

1.定向力

共 10 项。

(1)现在是哪一年？

(2)现在是什么季节？

(3)现在是几月份？

(4)今天是几号？

(5)今天是星期几？

(6)你能告诉我现在我们在哪个省、市？

(7)你住在什么区(县)？

(8)你住在什么街道？

(9)这儿是什么地方？

(10)这里是几层楼？

2.记忆力

包括 3 项。

现在我要说三样东西的名称,在我讲完之后,请你好好记住这三样东西,因为等一下我要再问你的:"皮球""国旗""树木",请你把这三样东西说一遍(检查者只说一遍,受试者无须按顺序回忆,回答出一个算一项)。

3.注意力和计算力

包括 5 项。

现在请你从 100 减去 7,然后从所得的数目再减去 7 如此一直计算下去,把每一个答案都告诉我,直到我说"停"为止(连减 5 次,每减 1 次算 1 项,上一个答案错误,而下一个答案正确,算正确)。

4.回忆

包括 3 项。

请你说出刚才告诉你的三样东西,每样记 1 分。

5.语言

包括 9 项。

(出示手表)请问这是什么？

(出示铅笔)请问这是什么？

现在我要说一句话,请你清楚地重复一遍,这句是"四十四只石狮子"(检查者只说一遍,受试者需正确复述,吐字准确方算对)。

(出示写了"闭上你的眼睛"的纸)请你照着这张卡片所写的去做。

我给你一张纸,请你按我说的去做,"用你的右手拿这张纸,用双手把纸对折起来,放在你的左腿上"。(每个动作算一项,共 3 项)。

请你说一句完整的句子(要求有意义、有主语和谓语)。

(出示两个等边五角形交叉的图案)这是一张图,请你在同一张纸上照样把它画出来。

本测验的划界分原作者提出为≤24 分。我国张明园等发现,测验成绩与文化程度密切相关,提出根据文化水平来划分:文盲≤17分;小学≤20分;初中及以上≤24分。

(二)修订的长谷川痴呆量表(HDS-R)

1974年,由日本学者长谷川(HASEGAWA)编制。该量表评分简单,不受文化程度影响,有较高的敏感性和特异性,是筛选老年性痴呆的较理想的工具。总分30分,划界分为22分。

(三)日常生活活动能力(ADL)

日常生活活动能力是国外常用的评定躯体功能状况的指标,特别在老年医学中应用广泛,具有实际意义和可行性,反应病变的严重程度,可以作为诊断及疗效观察的指标之一。评定条目包括基本生活能力(吃饭、穿衣、洗漱、上下床、室内走动、上厕所、大小便控制以及洗澡等)和操作性能力(如购物、做饭、一般轻家务、较重家务、洗衣、剪脚指甲、服药、管理个人钱财、使用电话、乘公共汽车、在住地附近活动、独自在家等)。评定方法是每项活动完全自理为0分、有困难需帮助1分和需人完全照顾2分。

(四)Hachinski缺血指数量表

血管性痴呆起病迅速呈阶梯性变化,并有明显的局灶性神经系统体征,常与Alzheimer老年痴呆同时混合发生。两者有时鉴别十分困难。临床上常用Hachinski缺血指数量表作鉴别。

九、神经心理学评定的影响因素

(一)来自被试者的各种心理干扰

大脑损害的患者除有高级心理功能障碍外,往往还有瘫痪、头痛等躯体症状。患者通常情绪低沉,容易疲乏。由于体力和心理上的原因,一般不能承受复杂的测验作业,这时必须根据患者的具体情况,选用其能胜任的较简单的测验,或分段进行。被试者对测验有顾虑时,要做好解释工作,操作过程中要调动和保持其积极性,避免因情绪影响测验成绩。

(二)来自外界的影响

测验时,主试者和在场人员无意中流露的面部表情、语调变化和言语暗示,都会影响被试者的操作,应尽量避免。在场无关人员(如病友、工作人员和家属)最好回避。主试者对测验的程序、步骤、指导语以及评分标准不统一,也会影响测验结果。

第四节　前庭功能检查

前庭功能的检查目的为发现:前庭神经是否受累?若受累,是属于中枢性或周围性?检查时主要临床主述为眩晕,其主要观察对象为眼球震颤。

眩晕:系统性眩晕是前庭客观主要症状之一,表现为旋转感、晃动感、上升感或向一侧倾倒感。这种感觉在睁眼闭眼均存在,且常伴自主神经症状,如出冷汗、呕吐、低血压等。

一、自发体征检查

(一)眼球震颤检查

1.Frenzel眼镜试验

为诊断自发性眼球震颤的方法。在双颞部置一个光源,将双侧眼球置于光源下,通过放大镜使得自发性震颤能被观察到,检查在暗室中进行。

2.Kaloric 眼球震颤检查

将 44℃热水及 30℃冷水对外耳道作灌注,由此可诱发眼球震颤。

(二)误指试验(Barany 示指试验)

患者被要求用手指指向固定的目标(如将检查者手指置于患者肩胛骨高度。让其睁眼指准后,闭眼重复)。检查可站立时进行,也可平卧进行;单臂及手臂均可。

(三)自发性偏倒

1.Unterberger－Tret 试验

将患者置于暗室中,嘱其闭眼,双臂平举,原地踏步。杂音及一侧的光线可影响试验。下肢应尽量抬高(大腿约至水平),试验持续时间不应少于半分钟。患者作旋转走动,无位置偏移。

2.手臂固定试验

嘱患者闭眼,将双臂前伸站立,异常时患者的手臂均向同一侧偏向。

二、各种检查的意义

(一)迷路综合征

迷路综合征(即周围性眩晕)表现为如下方面。

(1)向对侧的快速眼球震颤。

(2)Romberg 征倾倒,行走偏向病灶侧。

(3)Unterberg－Tret 试验偏向病灶侧(50 步后至少偏向 45°)。

(4)手臂固定试验偏向病灶侧。

(5)Barany 示指试验手臂偏向病灶侧(手臂高的一侧指向目标,在闭眼时自上而下缓慢垂直指向目标)。

(6)Kaloric 试验反应性减低或消失。

(二)中枢性眩晕

与周围性眩晕表现不同,其症状常常是分离,如双臂向相反方向偏向,或快速眼球震颤成分伴旋转性眼球震颤。诊断标准如下。

(1)特殊情况下可见垂直性眼球震颤。

(2)特殊情况下可见旋转性眼球震颤。

(3)特殊情况下可见分离性眼球震颤。

(4)反向性前庭综合征:即表现与迷路综合征相悖的症状。

(5)可以发现脑干病变的症状,如眼肌麻痹。

一般温水试验或旋转试验是由耳鼻喉科医师进行检查,若神经科医师欲做快速检查,可以将患者平卧,躯体(包括头部)30°角抬高;让患者直立坐位,头部向后仰 60°角。将室温 100～200mL 的水或 5～10mL 冰水灌注左耳,通常可诱发慢相向左快相向右的水平性眼球震颤。患者向左倾倒,并出现恶心和眩晕。若此反应缺如,则说明前庭反应性差,脑干与迷路间的通路中断。

第五节　昏迷患者神经系统检查

　　昏迷患者由于意识丧失,不能合作进行满意的体格检查,包括神经系统检查,对诊断和处理增加了困难,下面我们介绍昏迷患者特殊的检查方法和临床意义。

一、眼部体征

(一)眼睑

　　昏迷患者肌肉松弛,常呈半睁半闭状,与癔症性假性昏迷患者的双眼睑紧闭有本质上的区别,后者是一种有意识的随意肌活动。

(二)球位置和运动

　　(1)两眼球向上或向下凝视,常提示中脑四叠体附近的病变,如丘脑出血。

　　(2)分离性眼球运动,一侧眼球向上而另一侧眼球向下,常见于小脑病变引起的昏迷。

　　(3)双眼球固定偏向一侧,常提示该侧额中回后端或另一侧脑桥有破坏性病变。

　　(4)双眼球呈钟摆样活动,常由脑干病变所致,如脑桥肿瘤或出血。

　　(5)两眼球浮动,当浅昏迷时可见眼球水平或垂直性自发性浮动,以水平浮动多见,说明昏迷尚未达到中脑功能受抑制的深度,少数情况下见于脑桥病变。

　　(6)一侧眼球固定、瞳孔扩大,又伴球结膜水肿、高热者,则为海绵窦血栓静脉炎。

　　(7)反射性眼球运动,昏迷患者由于眼球自发性侧向运动消失或受限时,可利用反射性眼球运动的检查来测定侧视及垂直运动的范围。

　　转头试验:将昏迷患者的头水平地分别向两侧转动,注意观察两眼球运动,可见两眼球很快地协同转向对侧。此反射由迷路、前庭、侧视中枢、内侧纵束、眼球运动神经与眼肌参与。正常人此反射受大脑皮质的适应性抑制而无反应或反应不明显;当皮质功能低下(昏迷)、两侧额叶或弥漫性大脑半球病变时,可出现,随着昏迷的加重此反射又消失。

　　头仰俯试验:正常人在头屈向前时眼球向上仰视,头向后仰时眼球向下。这一反射由颈肌本体感觉、前庭系统及脑干的垂直凝视中枢(丘脑底部的后连合)来完成。此反应障碍主要病损见于丘脑及丘脑底部,如出血、肿瘤。

(三)瞳孔

　　观察昏迷患者的瞳孔大小、形态和位置的两侧对称性及对光反射都是很重要的,这些对确定神经系统损害的部位、程度及性质很有帮助。

(四)角膜反射

　　角膜反射是判断昏迷深浅的重要标志之一,如果角膜反射消失,说明昏迷较深。

二、脑膜刺激征

　　昏迷患者都必须检查脑膜刺激征有助于昏迷病因的诊断。

　　(1)脑膜刺激征阳性,包括颈项强直 Kernig 征和 Brudzinski 征阳性,见于脑膜炎、蛛网膜下隙出血和脑出血。

　　(2)颈项强直明显,而 Kernig 征和 Brudzinski 征不明显或为阴性,提示有枕骨大孔疝的可能性。

（3）急性脑血管意外的患者，偏瘫侧 Kernig 征可不明显。

（4）婴幼儿患者的脑膜刺激征判断困难，前囟膨出可资参考。

（5）任何原因引起的深度昏迷时，脑膜刺激征往往可以消失。

三、面瘫

一侧面瘫时，可见面瘫侧鼻唇沟变浅，口角低垂，睑裂增宽，在呼气时面颊鼓起，吸气时面颊陷塌。如果压迫眼眶，正常侧出现面肌收缩，则体征更为明确。检查者欲扳开患者眼睑时，麻痹侧无阻力，正常侧可有阻力。根据上述检查，属周围性面神经麻痹，则要考虑小脑脑桥角或脑桥病变，中枢性面神经麻痹则为脑桥以,上的锥体束损害，可见于脑血管病变和颅内占位性病变。

四、肢体瘫痪

昏迷患者运动功能的检查方法：

（1）压迫患者的眶上切迹若发现有面神经麻痹，则可能有偏瘫，并观察患者能否以手来反抗，瘫痪上肢则无此反应。

（2）用针或棉签刺激患者的足心或手心，瘫痪肢体不能躲避。

（3）瘫痪的肢体在病变的早期肌张力减低，随后肌张力增高。

（4）瘫痪的下肢呈外旋位。

（5）抬高肢体后瘫痪的肢体呈软鞭样下落。

（6）将肢体放于不自然位置，正常肢体可逐渐移至自然位置，瘫痪肢体则无此反应。

（7）将两下肢被动屈膝呈 90°竖立位，放手后瘫侧下肢很快落下，且倒向外侧。

（8）偏瘫侧肢体早期腱反射减低，随后腱反射增高，而深昏迷时腱反射都消失。

（9）偏瘫侧肢体可能引出病理反射，随着昏迷加深，健侧也可引出，而深昏迷时双侧均不能引出病理反射。昏迷患者的肢体瘫痪，如果为偏瘫，多系急性脑血管病，如内囊出血。交叉性瘫痪，即一侧脑神经麻痹和对侧肢体偏瘫，为脑干病变如脑干肿瘤等。四肢痉挛性瘫痪，见于高颈段脊髓病和颅脊部病变。双下肢截瘫见于急性播散性脑脊髓炎、上矢状窦血栓形成和恶性肿瘤向脑与脊髓转移。

第六节 小儿神经系统检查

小儿神经系统检查的内容和方法与成人的不同是相对的。年龄越大越接近成人，年龄越小差别越大。在这里主要介绍婴幼儿神经系统检查。

一、头颅和脊柱

(一)头颅

首先要观察头颅外形及大小，每个小儿都要测量头围，沿枕大粗隆及眉尖水平测量头围周径（或测量最大的额枕周径），正常时初生约 34cm，出生后半年内增长最快，每个月约增 1.5cm，后半年每个月增长 0.5cm 第一年共增长 12cm，一岁时 46cm，2 岁时 48cm，5 岁时 50cm，15 岁时 53～54cm。

头颅过小见于脑小畸形、脑萎缩、颅缝早闭,头颅过大见于脑积水、颅内肿瘤、慢性硬膜下血肿、巨脑症。

囟门大小及紧张程度可以判断颅内压是否增高。正常安静坐位时前囟略下凹,有微弱的搏动。紧张程度随体位而变化,卧位及哭泣时紧张度增加。颅内压增高时前囟饱满、膨隆、紧张。前囟应于 1 岁～1 岁半时关闭。闭合过早见于脑小畸形、颅狭小症,闭合过晚或囟门过大见于脑积水、慢性硬膜下血肿。

(二)脊柱

注意脊柱有无畸形、强直、异常弯曲,有无叩击痛,有无脊柱裂、脊膜膨出。

二、脑神经

(一)嗅神经

婴儿嗅觉检查有困难,幼儿检查方法与成人相同。

(二)视神经

婴儿视力检查可观察对照明的一般反应,新生儿大部分时间眼睑闭合,对强光的反应表现皱眉或不安,足月的新生儿可以短时间注视大的移动物体。瞳孔直接及间接对光反射的检查在各种年龄的小儿均可进行,方法同成人检查。婴儿的眼底检查也很困难,可在入睡后轻轻拨开眼睑检查,必要时可用 2％后马托品扩瞳后进行。婴儿的眼底与成人不同,正常婴儿的视盘由于小血管尚未完全分化,主要根据眼底解剖部位进行观察。

(三)动眼、滑车、展神经

注意有无眼睑下垂及斜视,观察瞳孔的形状,两侧是否等大和对光反射。婴儿在 3 个月以前,很少以双眼固定注视,3 个月以后逐渐使用双眼注视。由于小儿不能充分合作,检查眼球运动时,观察眼球向各方的被动运动。

(四)三叉神经

感觉是测定触及痛觉刺激三叉神经的分布区,观察有无感觉障碍。用棉花轻触角膜,观察反应。还要检查颞肌、嚼肌肌力和下颌有无偏斜。

(五)面神经

对新生儿的面神经检查,主要是在睡眠或安静时以及在表情运动时,观察双侧面部是否对称,有无皱额、闭目无力和嘴角歪斜,较大的小儿可检查舌前 2/3 有无味觉障碍。

(六)听神经

婴儿的听力检查需要耐心和较长时间的观察。新生儿对大声和突然闹声的反应是惊跳或哭叫,第 2 个月时对闹声的反应可以是暂时停止活动,第 3 个月起母亲的声音可引起期待的表现,第 4 个月开始头可转向声音的方向。前庭功能在新生儿已比较完善,各个年龄的幼儿都可进行前庭功能检查。其中以旋转试验最为简便,可以由母亲抱在膝上进行 20 秒钟旋转 10 次的速度,旋转 10 周,休息 5～10 分钟后,用同法向另一侧旋转,旋转后出现眼球震颤表示一侧或双侧的迷路功能损害和听神经受损。

(七)舌咽神经、迷走神经

如果小儿有吞咽困难声音嘶哑,提示舌咽、迷走神经有损害。一侧软腭较低或不能上提、咽反射消失均为舌咽神经和迷走神经受损体征。

（八）副神经

注意胸锁乳突肌及斜方肌功能,当斜方肌的上部瘫痪时,该侧肩部变低而肩胛骨上端离开脊柱外移;较大的婴儿嘱其模仿耸肩,以观察有无功能障碍。胸锁乳突肌瘫痪时,表现为头不能向对侧转动;双侧胸锁乳突肌无力,则头不能保持直立。

（九）舌下神经

婴幼儿有吸吮无力、吞咽缓慢和发音障碍时,可能有舌肌无力。可压住婴儿鼻孔,当张口呼吸时,观察舌头的运动。

三、运动功能

新生儿的最初数周,肌肉活动是由皮质下及脊髓运动机制控制的,没有随意活动,第 3 个月的婴儿开始有随意运动,首先出现的是肢体近端关节的运动,以后逐渐扩展至肢体的远端。

对出生最初几个月婴儿运动状态的估计,可观察俯卧时头的抬起、踢足的力量,对较大的婴儿,观察坐、站立、行走、奔跑、持物和将物体自一只手转移至另一只手的动作,如有特殊指征,则根据具体情况测定各个肌组的肌力。

四、感觉功能

新生儿已具有痛、触觉,但对刺激的定位能力很差,随着小儿发育成熟,感觉功能亦逐渐变为精确。痛觉的测定可针刺皮肤观察其反应。较大的幼儿触觉和深感觉检查与成人检查相同。

五、反射功能

（一）浅反射

小儿腹壁反射、提睾反射及跖反射检查方法与成人相同,但婴儿期腹壁反射不明显,随着锥体束的发育而逐渐可以引出。11～12 个月以后比较容易引出。男孩提睾反射在 4～6 个月以后才比较明显。跖反射 1 岁半以内小儿出现踇指的伸或屈的动作,2 岁以后表现为足趾跖屈,此为正常反应。

（二）深反射

小儿深反射检查方法与成人相同,婴儿在出生后数周内有短暂的髌阵挛和踝阵挛是生理现象。

（三）病理反射

小儿病理反射检查方法与成人相同。

（四）小儿时期的暂时性反射

这些反射为小儿生后即出现或以后出现的一些原始反射,随着脑皮层逐渐发育成熟,这些反射逐渐被抑制。

1.拥抱反射（Moro 反射）

患者仰卧位,检查者用手托住小儿头肩部,使其呈半坐位,躯干与床面呈 30°,然后迅速使头向后倾下 10°～15°（检查者手不离开患儿头部）,这时出现上肢伸直、外展,下肢伸直（但不经常出现）,同时产生躯干及手指伸直,拇指及食指末节屈曲,然后上肢屈曲呈拥抱状。还可用其他方法。将患儿仰卧,检查者用手抓住其脚,迅速抬起而不影响头的位置,出现双上肢伸直及外展,同时躯干及手指伸直。

足月新生儿出生后即出现此反射,在生后 3 个月以内明显,以后逐渐减弱,到 5～6 个月时完全消失。

此反射左右应对称,若一侧上肢不能伸直外展,提示可能为臂丛神经损伤锁骨骨折或偏瘫。

2.吸吮反射

用手指轻触小儿唇部或用叩诊锤轻击嘴唇,婴儿张嘴并出现口唇及舌的吸吮动作,反射弧传入神经为三叉神经感觉支,传出神经为 V、Ⅶ、Ⅸ、X 及 Ⅻ 脑神经。此反射出生后即出现,4 个月后逐渐被主动的进食动作所代替。反射减弱可由于反射弧神经损伤,但常见的是由于缺氧、外伤或感染所致。锥体束病变时,此反射持续不退或重新出现。

3.握持反射

将一物品或检查者手指从尺侧放入小儿手中,引起反射性抓握。此反射于出生后出现,3～4 个月后消失,代之以有意识的持物,若此反射持续存在,是锥体束受损所致。

4.颈肢反射

仰卧位,将头转向一侧,反应为与颜面同侧的上、下肢伸直,对侧屈曲。此反射于出生后出现,5～6 个月后消失,过早消失可能有脑性瘫痪或肌张力不全。明显的颈肢反射或出生后 6 个月后持续存在可能为锥体束或锥体外系病变。

5.侧弯反射

检查者一手托住小儿胸膜部使呈俯卧位,一手划小儿侧腰部,正常反应是躯干向刺激侧弯曲,注意两侧是否对称。出生后即可出现,以后逐渐减弱,3 个月消失。若 3 个月后仍持续存在,说明有弥漫性神经疾病。

6.直立反射和踏步反射

用两手将其自腋窝处抱起竖立,足底触及桌面,可见小儿以足跟站立,下肢伸直,接着躯干及颈部有短暂的伸直,为原始的站立姿势。若将躯干向前倾斜,此时可引起自发的踏步运动,两下肢稍呈交叉状。新生儿出现此反射,2～4 周后消失。如 3 个月后仍持续不消失,站立时以足尖着地,两腿交叉,并伴有腱反射亢进,两下肢伸肌张力增高,提示可能为痉挛性截瘫。

7.降落伞反应

检查者托住小儿胸腹部,使呈俯卧悬空位,将小儿突然向前下方冲一下,上肢立即伸开,稍外展,手指张开,犹如阻止下跌的动作。正常 9 个月以后出现此反应,检查时注意两侧肢体是否对称,若引不出此反应可能为四肢瘫痪或痴呆。

8.抬躯反射(landau 反射)

俯卧位,检查者一手托住胸腹部,一手扶在背部,将小儿缓缓抬起,躯干伸直,下肢伸展,若按头使其颈前屈,两侧髋关节屈曲。正常小儿 10 个月后出现,2 岁消失,若托起时垂头垂足为脑发育不良或肌张力低下。

六、脑膜刺激征

小儿脑膜刺激征检查方法与成人相同,但 Kemig 征小婴儿生理性屈肌紧张,故生后 3～4 个月内阳性,无病理意义。

第七节 神经心理学评定

神经心理学是近半个世纪逐渐发展起来的一门独立的学科。它是从神经学的角度来研究心理学的问题,即把脑当作心理活动的物质本体来研究脑和心理或脑和行为的关系。神经心理学评定的主要目的是在一定的刺激反应情景下,评价个体的行为,以推论有关人脑结构和功能的关系,是研究神经心理学的重要途径之一。在临床上主要应用于高级神经功能的诊断、药物或外科手术的疗效评定、心理功能的康复、预后的预测以及研究等方面。

一、神经心理学评定的选择原则

神经心理学评定方法种类繁多。临床上常用的有两大类,一类是成套测验,一类是单项测验。成套测验全面检查脑损害患者的心理功能;单项测验专为测查某一种或几种心理功能而设计,可根据病变的性质和部位来选择适当的测验。两种测验各有优缺点。可以根据病史、神经病学检查和神经心理学知识来选择适当的测验方法。

(一)一般检查

主要目的是获得对大脑功能状态的总的了解,如智力、记忆力、理解力等。可考虑选择的测验有韦氏成人(或儿童)智力量表、韦氏记忆量表、临床记忆量表、Halstead-Reitan 神经心理学成套测验、Luria-Nebraska 成套神经心理学测验等。

(二)可提供定侧和定位信息的测验

1.定侧测验

包括以下几点。

(1)测定左半球功能的测验:各种类型的言语测验和语文作业,以及测定抽象思维的一些测验如各种失语症和言语检查、语文记忆、算术运算、威斯康星卡片分类测验、范畴测验等。

(2)测定右半球功能的测验:各种与空间知觉和定向有关的测验,以及与非言语材料的感知和记忆有关的测验等。如触摸操作测验、无意义图形再认、面容认知测验等。

2.定位测验

(1)额叶。

抽象、概念的转移,颜色-形状分类测验、威斯康星卡片分类测验。

行为的计划性、调整能力:Porteus 迷津测验、伦敦塔测验、算术问题解答。

言语行为的测定:言语表达能力测验、词语流畅性测验。

(2)颞叶。

视觉记忆,Rey 复杂图形测验、本顿视觉保持测验、面容再认测验。

一般记忆:成套记忆测验或单项记忆测验。

遗忘综合征测验:空间记忆作业、逻辑记忆作业、编码学习作业。

听知觉测验:节律测验、语声知觉测验。

失语症检查:优势半球病变时。

（3）顶叶。

结构运用，本顿视觉保留测验、Rey 复杂图形测验、韦氏成人智力量表中的木块图和图形拼凑测验、HRB 中的触摸操作测验。

准空间综合：逻辑－语法测验、数学测验。

（4）枕叶。颜色命名、面容认知测验、重叠图片认知测验。

（三）根据病变性质选择测验

1.癫痫

一般认为癫痫患者的神经心理学异常主要表现为记忆障碍、注意障碍以及知觉－运动等心理过程的速度有障碍，故可以根据这挑选有关的测验。

2.帕金森病

帕金森病患者的神经心理异常主要表现为视空间知觉障碍、记忆和智力障碍等，近年又发现与额叶有关的功能也有改变。可选用相应的量表测验。

二、临床常用的检查方法

下面简要介绍一些目前国内外常用的神经心理学测验。

（一）成套神经心理学测验

1.Halstead－Reitan 神经心理学成套测验（HRB）

可测查多种心理功能，包括感知觉、运动、注意力、记忆力、抽象思维能力和言语功能。

成人 HRB 由 10 个分测验组成：①范畴测验，要求被试者发现在一系列图片（156 张）中隐含的数字规律，并在反应仪上做出应答。②触摸操作测验：被试者在蒙着双眼的情况下，按利手、非利手、双手的顺序，凭感知觉将不同形状的木块放入相应的木槽中，然后回忆这些木块的形状和位置。③节律测验：听 30 对音乐节律录音，辨别每对节律是否相同。④手指敲击测验：用左右手食指快速敲击计算器的按键。⑤失语甄别测验：被试者回答问题、复述、临摹图形和执行简单命令。⑥语声知觉测验：被试者听到 1 个单词或 1 对单词的录音后，从 4 个备选词中找出相应的词。⑦侧性优势检查：对被试者写字、投球、拿东西动作的询问和观察，判断其利手或利侧。⑧握力测验：用握力计比较左右握力，反映左右半球功能和运动功能的差异；⑨连线测验：按顺序将阿拉伯数字、英文字母连接起来。⑩感知觉障碍检查：包括听觉检查、视野检查、脸手触觉辨认、手指符号辨认和形状辨认、指尖认字能力六个方面。

通过损伤指数来进行评定分析，分为正常、边缘状态、轻度脑损伤、中度脑损伤和重度脑损伤。该测验由于较全面，加之已标准化，故已成为比较被广泛接受和使用的神经心理学量表。

2.Luria－Nebraska 成套神经心理学测验（LNNB）

成人版由 11 个量表、共 269 个项目组成。每个项目都是针对特定的神经功能。包括运动量表、节律量表、触觉量表、视觉量表、言语感知量表、表达性言语量表、书写量表、阅读量表、算术量表、记忆量表、智力量表。

从以上 11 个量表中有挑选出其中某些项目组成附加量表：①定性量表，鉴别有无脑器质性病变。②定侧量表：包括左右半球两个量表，鉴别左或右半球病损。各量表得分累加得量表粗分，得分越多，表明脑损害越重。

(二)单项神经心理学测验

1.智力测验

(1)韦氏成人智力量表(WAIS):是目前国际心理学界公认的比较好的智力测验工具。包括 11 个分测验,分文字部分和非文字部分。文字部分称为言语测验,包括知识、领悟、算术、相似性、数字广度和词汇 6 个分测验;非文字部分称为操作测验,有数字符号、图画填充、木块图、图片排列和图形拼凑 5 个分测验。将所得粗分换算成量表总分,然后在智商表上查出等值的智商(IQ)。IQ 平均成绩为 100,标准差为 15。

IQ 为 100 时表示属中等智力;115 以上时,高于一般人智力;85 以下,低于一般人智力。

(2)瑞文标准推理测验:是一个非文字智力测验。分 A、B、C、D、E5 组,每组 12 题。每个题目都有一定的主题图,但每张主题图中都缺少一部分,被试者要从每题下面所给的 6～8 张小图片中找出合适于主题图的 1 张,使整个图案合理与完整。将所得分换算成标准分,即可对被试者智力水平做出评价。

2.记忆测验

(1)临床记忆量:表是中国科学院编制的一套记忆量表包括指向记忆、联想学习、图像自由回忆、无意义图形再认和人像特点联系回忆 5 项分测验。前两项为听觉记忆,中间两项为视觉记忆,最后 1 项为听觉和视觉结合的记忆。最后按所得记忆商(MQ)衡量被试者的记忆水平。

(2)韦氏记忆量表(WMS):是国外较广泛应用的成套记忆量表。包括 7 个分测验:个人的和日常的知识、定向力、计数、逻辑记忆、数字广度、视觉记忆和成对联想学习。综合上述 7 个项目的积分,得出记忆商。我国修订的 WMS 增加了 3 个分测验,即记图、再认和触摸记忆。连同 WMS 原有的 7 项,合计 10 项分测验。

(3)语文记忆测验:有数字广度的记忆,包括顺背数字和倒背数字;词的记忆和故事的记忆。

(4)非语文记忆:有本顿视觉保持测验、Bender－Gestalt 测验、Rey 复杂图形测验、Lhermitte－Signoret 测验等。

3.知觉测验

(1)视知觉和视结构能力测验:有线的两等份测验、线的方向判断测验、Hooper 视觉组织测验、WAIS 木块图测验、WAIS 图形拼凑测验等。

(2)听知觉测验:HRB 中的音韵节律测验,常用于测查颞叶病变;HRB 中的语声知觉测验可测查持久注意、听与视觉相联系的能力。

4.注意测验

常用的有划消测验、数字符号模式测验等。

5.概括能力测验

包括颜色－形状分类测验、威斯康星卡片分类测验和范畴测验等。

6.执行功能和运动操作的测验

有 Porteus 迷津测验、流畅性测验、钉板测验和失用症检查等。

三、神经心理学评定的影响因素

(一)来自被试者的各种心理干扰

大脑损害的患者除有高级心理功能障碍外,往往还有瘫痪、头痛等躯体症状。患者通常情绪低沉,容易疲乏。由于体力和心理上的原因,一般不能承受复杂的测验作业,这时必须根据患者的具体情况,选用其能胜任的较简单的测验,或分段进行。被试者对测验有顾虑时,要做好解释工作,操作过程中要调动和保持其积极性,避免因情绪影响测验成绩。

(二)来自外界的影响

测验时,主试者和在场人员无意中流露的面部表情、语调变化和言语暗示,都会影响被试者的操作,应尽量避免。在场无关人员(如病友、工作人员和家属)最好回避。主试者对测验的程序、步骤、指导语以及评分标准不统一,也会影响测验结果。

第二章 神经系统疾病特殊检查方法

第一节 腰椎穿刺和脑脊液检查

一、腰椎穿刺术

腰椎穿刺是神经科应用非常普遍的辅助检查,通过腰椎穿刺获取脑脊液进行检查对于疾病的诊断有重要价值,应正确掌握其适应证、禁忌证、操作方法和并发症。

(一)适应证

1.诊断方面

(1)颅内病变:了解颅内压力情况,并进一步明确病变性质为炎症性、肿瘤性、血管性、脱髓鞘性、代谢性等。包括:①颅内感染:脑炎、脑膜炎的诊断和鉴别诊断,明确颅内感染的病因是病毒、细菌、结核、真菌、螺旋体、寄生虫以及朊蛋白等;②颅内肿瘤:脑膜癌病诊断,对于靠近脑膜的原发性或转移性颅内肿瘤也有一定的诊断价值;③蛛网膜下腔出血:如临床怀疑蛛网膜下腔出血而头颅 CT 正常,腰穿检查示血性脑脊液可确诊;④脱髓鞘疾病:多发性硬化、中枢神经系统血管炎等的诊断;⑤低颅压综合征或良性颅内压增高症。

(2)脊髓病变:了解脊髓腔有无梗阻;病变性质是否为炎症、肿瘤、血管性、脱髓鞘等;椎管造影明确椎管阻塞部位(髓内、髓外硬膜下或硬膜外)、梗阻程度以及病变性质。

(3)多发性神经根病变:有助于吉兰-巴雷综合征的诊断。

2.治疗方面

(1)椎管内注射药物。

(2)蛛网膜下腔出血者,行脑脊液置换疗法。

(二)禁忌证

(1)有脑疝征象或颅内占位性病变有明显颅内压增高及视盘水肿者。

(2)怀疑后颅凹或枕骨大孔处肿瘤或先天性小脑扁桃体下疝畸形。

(3)脊髓压迫症如高颈髓病变或椎管完全阻塞。

(4)严重全身感染败血症或穿刺部位皮肤、皮下组织有局灶感染或脊柱结核者。

(5)开放性颅脑损伤或有感染的脑脊液漏。

(6)血液系统疾患有凝血障碍或使用抗凝药有明显出血倾向以及血小板低于 5×10^4 个/mm^3 者。

(7)躁动不安无法合作或生命体征不稳定者。

(三)方法

1.体位摆放

正确的体位是腰椎穿刺成功的关键环节。一般采取左侧卧位,后背靠近床沿与床板保持垂直,头向前胸部屈曲,双手抱膝向腹部紧贴,尽量使脊柱后凸打开椎间隙便于进针。

2.穿刺定位

双侧髂后上棘连线与脊柱中线相交处(L_4棘突),通常以其上 L_3～L_4,椎间隙或其下 L_4～L_5椎间隙作为穿刺部位。

3.穿刺步骤

常规消毒铺巾,利多卡因局部浸润麻醉。左手固定穿刺点附近皮肤,右手持腰穿针从穿刺点垂直脊背略向头方向倾斜缓慢进针,当阻力突然消失有落空感时提示针尖已进入蛛网膜下隙,此时慢慢抽出针芯可见脑脊液流出,成人一般进针 4～6cm。放液前连接压力管,做压腹试验证实穿刺针头确在蛛网膜下隙内,即用手掌深压腹部见脑脊液压力迅速上升,解除压迫后脑脊液压力又迅速下降。待脑脊液在测压管中停至某一平面后,读取数值即脑脊液压力。如病情需要可加做腰穿动力试验了解脊髓蛛网膜下隙或横窦是否阻塞。压力测定结束,拔除压力管取适量脑脊液送检。术毕重新插入针芯,迅速拔出穿刺针,无菌纱布覆盖。嘱患者去枕平卧 6h。

4.注意点

(1)正确的体位和准确的穿刺点定位是穿刺成功关键。

(2)怀疑颅内压增高者,可在穿刺前 30min 左右静脉滴注脱水剂降颅压;在留取脑脊液时勿将针芯完全拔出,必须缓慢少量留取脑脊液;压力测定时,需使压力管中脑脊液平面缓慢上升,如腰穿压力明显增高[>2.9kPa(300mmH_2O)]脑脊液从压力管中冒出,则不应继续测压,避免压力突然降低引起脑疝。

(3)如患者血小板明显降低但又急需诊断性穿刺,可在静脉输注血小板后进行。

(4)穿刺如遇阻力无法继续,不需完全拔出穿刺针,可退回至皮下重新定位再进针,减轻患者皮肤进针疼痛,必要时可更换椎间隙;如穿刺过程中患者感下肢放射性疼痛,提示触及神经根,可退回调整方位再次进针。

(5)测压时,需采用压力管,单靠每分钟滴速计算并不准确。而且患者必须完全放松,头部伸直和双下肢放置舒适体位,如紧张、屏气、咳嗽等均会影响压力测定值的准确性。

(四)脑脊液动力学检查

对怀疑存在椎管或横窦阻塞的患者可行压颈静脉试验,简称压颈试验。主要通过压迫颈静脉,使颅内压增高以及颅内静脉系统充血,如颅腔到腰蛛网膜下隙通畅,则增高的压力能完全反映在与腰椎穿刺相连压力管显示的脑脊液压力上,根据压力上升和下降快慢可初步判断椎管有无阻塞以及梗阻程度。颅高压患者或脑出血、颅内占位性病变特别是后颅凹肿瘤者禁行压颈试验,以防止发生脑疝。

1.方法

(1)指压法:用手指压迫颈静脉 10s,观察脑脊液压力上升速度及到达高度,随即迅速放松再观察压力恢复与时间的关系。

(2)压力计法:将血压计袖带缠绕于患者颈部,测定初压后迅速充气至 2.7kPa(20mmHg),每 5～10s 记录 1 次脑脊液压力,直至压力不再上升稳定为止,然后迅速放掉气囊,同样每 5～10s 记录 1 次脑脊液压力直至不再下降;再分别加压到 5.3kPa(40mmHg)和

8.0kPa(60mmHg),同样方法记录压力随时间变化情况。以时间作为横坐标,脑脊液压力作为纵坐标,绘制曲线图进行分析。

2.意义

正常情况下,压颈后脑脊液压力可迅速上升 0.98～1.96kPa(100～200mmH$_2$O)以上,解除压颈后则迅速(在 10s 内)下降恢复至初压水平。如果存在椎管完全梗阻则压颈时压力不上升;部分梗阻则表现为脑脊液压力上升和下降速度均缓慢,或上升快下降慢,或不能回到原初压水平,称为压颈试验阳性。如一侧颈静脉的脑脊液动力试验阳性而对侧正常,则提示该侧横窦有闭塞。

(五)并发症

1.腰穿后头痛

腰穿后头痛最常见。与患者腰穿后即刻站立活动或穿刺失败而多次穿刺使穿刺孔增多脑脊液外漏增加有关。表现为低颅压头痛,即坐位或立位时感头痛,平卧缓解。多见于青年女性,通常在腰穿后12～48h出现,可持续数天至 2 周,但极少更长时间。避免发生应使用细针穿刺,放液量不宜过多,一般为 2～4mL,不超过 10mL。腰穿后嘱患者去枕平卧 4～6h。如出现低颅压头痛,可卧床休息、多饮水并给予生理盐水静脉滴注。

2.根痛和腰背痛

穿刺时损伤神经根会引起相应神经根支配区域感觉障碍或神经根痛;如穿刺不顺利反复进行或手法欠佳,穿刺针孔斜面与脊髓韧带不平行,切断韧带纵形纤维,造成韧带失张力而产生腰背部酸痛。

3.脑疝

脑疝是最严重的并发症。明显颅高压或后颅凹肿瘤患者腰穿放液时,脊髓腔压力骤然降低,小脑蚓部组织嵌入枕骨大孔形成小脑扁桃体疝,脑干呼吸循环中枢受压危及患者生命。需严格掌握腰穿指征,明显颅高压症状禁行腰穿术。

4.其他

如腰穿时刺伤大血管如马尾根血管可能出现类似原发性蛛网膜下隙出血症状,表现为脑膜刺激征阳性。如腰穿后患者突感背部剧烈疼痛伴双下肢瘫痪,需高度怀疑穿刺处脊髓硬膜下血肿,多与其有出血倾向有关。

二、脑脊液检查

(一)压力

1.正常

侧卧位脑脊液压力为 0.78～1.78kPa(80～180mmH$_2$O)。

2.异常及临床意义

(1)压力大于 1.96kPa(200mmH$_2$O)提示颅内压增高,1.78～1.96kPa(180～200mmH$_2$O)为可疑增高。主要因病变引起脑组织体积增加或脑脊液量增多,如颅内肿瘤、颅内血肿、脑水肿、脑积水、中枢神经系统感染、代谢性脑病、良性颅内压增高症以及静脉窦血栓形成等。

(2)压力<0.78kPa(80mmH$_2$O)为颅内压降低,多与脑脊液分泌减少或循环受阻有关。

颅内压降低主要见于低颅压综合征、脱水、休克、脊髓蛛网膜下隙梗阻和脑脊液漏等。

(二)常规

1.性状

(1)正常:脑脊液无色透明样液体。

(2)异常及临床意义:①血性脑脊液:需鉴别是穿刺损伤性出血,还是脑出血或蛛网膜下隙出血造成。初步判断可采用三管试验,即按序将脑脊液收集在三个试管中,如果血色逐渐变清提示创伤所致;如果三管均匀血性,则为脑出血或蛛网膜下隙出血。确切判断可立即离心脑脊液标本,离心后,上清液无色透明或隐血试验阴性,考虑新鲜出血即穿刺损伤引起;如上清液呈黄色或隐血试验阳性则提示陈旧性出血;还可通过显微镜观察红细胞,红细胞新鲜完整提示损伤,如皱缩破碎则表明陈旧性出血。②黄变脑脊液:见于脑脊液蛋白含量增高,如含量增多但低于 1.5g/L 时脑脊液呈淡黄色;大于 1.5g/L 颜色为深黄色,见于吉兰—巴雷综合征、中枢神经系统细菌性感染、颅内或脊髓陈旧性出血、脊髓肿瘤、椎管部分梗阻等疾病。当蛋白含量高达 10g/L 时,脑脊液放置试管后即刻自动凝固如胶样,称为弗洛因综合征,常见于椎管完全梗阻患者。③云雾状混浊脑脊液:提示白细胞数增多,多见于炎症,严重者呈米汤样。

2.细胞数

(1)正常:脑脊液白细胞数为 0～5 个/mm³,主要是淋巴细胞或单核细胞,无红细胞。

(2)异常及临床意义:①白细胞增高多见于脑脊膜和脑实质炎症,也可见于脑血管病、血管炎、脑肿瘤以及脱髓鞘病变等。白细胞数量的多少和分类有助于区分炎症的性质,例如急性炎症早期或细菌性感染以中性粒细胞增多为主,病毒或慢性炎症如结核以淋巴细胞和单核细胞增多为主。②当穿刺损伤导致血性脑脊液时,由于血液中白细胞污染而使脑脊液中白细胞增高,可通过校正方法计算出脑脊液中真正的白细胞数:如果患者血常规正常,脑脊液中每 700～1000 个红细胞对应 1 个白细胞,例如,如穿刺损伤的血性脑脊液中含有红细胞 10000 个/mm³ 和白细胞 100 个/mm³,则 10 个/mm³ 白细胞是由于穿刺损伤引起,真正的白细胞数应为 90 个/mm³;如果患者有明显贫血或白细胞增多,使用以下公式比较精确计算,即脑脊液中真正白细胞数＝白细胞(血液)×红细胞数(脑脊液)/红细胞数(血液)。

3.Pandy 试验

脑脊液蛋白定性试验,利用脑脊液中球蛋白能与饱和苯酚结合形成不溶性蛋白盐,球蛋白含量越高反应越明显。正常为阴性,阳性提示蛋白含量升高。

(三)生化检查

1.蛋白

(1)正常:脑脊液含量 0.15～0.45g/L(15～45mg/dL)。

(2)异常及临床意义:①蛋白含量升高:CSF 蛋白明显增高常见于化脓性脑膜炎、结核性脑膜炎、吉兰—巴雷综合征、慢性炎症性脱髓鞘性多发性神经病、中枢神经系统恶性肿瘤、脑出血、蛛网膜下隙出血及椎管梗阻等,尤以椎管阻塞时增高显著。细菌性脑膜炎蛋白常达 5g/L 或以上;结核性脑膜炎常中度增高,常 1～2g/L,但有蛛网膜下隙梗阻时可明显增高;病毒感染蛋白正常到轻度增高,一般 0.5～1g/L。吉兰—巴雷综合征在发病 1～2 周后可出现"蛋白—细胞分离现象"(即蛋白明显增高,但细胞数正常),这对诊断有重要意义。②蛋白含量降低:腰穿或硬膜损伤引起的脑脊液漏、身体极度虚弱及营养不良者。③蛛网膜下隙出血或穿刺损伤时,不仅红细胞会进入蛛网膜下隙,血浆蛋白也会进入而引起脑脊液蛋白含量增高。如果患者血浆蛋白浓度正常,用同一试管进行细胞和蛋白测定,则脑脊液中每 1000 个红细胞对应 1mg 蛋白。

2.糖

脑脊液中葡萄糖含量取决于血糖高低、血-脑屏障渗透性和脑脊液中葡萄糖无氧酵解的程度。

(1)正常:成人 2.5～4.4mmol/L(50～75mg/dL),新生儿以及儿童糖含量略高于成人。脑脊液糖的含量为同步血糖 50%～70%左右,因此,对于血糖异常(如糖尿病)患者,在做腰椎穿刺时化验脑脊液时应同时检查静脉血糖。

(2)异常及临床意义:①糖含量增加:糖尿病患者或静脉点滴葡萄糖液体时。②糖含量减少:低血糖、中枢神经系统感染(化脓性、结核性、真菌性)、部分单纯疱疹和带状疱疹性脑膜炎以及脑膜癌病等,大多数病毒性脑膜炎脑脊液葡萄糖含量正常。

3.氯化物

(1)正常:120～130mmol/L(700～750mg/dL),略高于血氯水平,大概是血中浓度 1.2～1.3倍。

(2)异常及临床意义:①含量减低:结核性、细菌性、真菌性脑膜炎以及低氯血症等。尤以结核性脑膜炎最为明显。②含量升高:高氯血症。

(四)特殊检查

1.细胞学检查

通常采用玻片离心法收集脑脊液细胞,经瑞-吉常规染色后可在光学油镜下进行逐个细胞的辨认和分类,还可根据需要进行有关的特殊染色,有助于中枢神经系统疾病的定性诊断,指导正确有效针对性强的治疗方案确定,随访病情转归。脑脊液细胞学检查主要用于以下情况。

(1)中枢神经系统感染:①病毒性脑膜炎白细胞数数个至数十个/mm³,早期 1～2 天内中性粒细胞含量明显增高可达 80%,2d 后则以淋巴细胞为主;②细菌性脑膜炎细胞数显著升高,通常数百到数千个/mm³,初期中性粒细胞为主,后期以单核-吞噬细胞反应为主,最后以淋巴细胞和单核细胞为主;③结核性脑膜炎细胞数通常不超过 500/mm³,淋巴细胞占优势,但早期中性粒细胞可达 80%;④脑寄生虫病时急性期嗜酸性粒细胞增加,最高可达 95%,嗜碱性粒细胞和淋巴细胞也多见,慢性期单核细胞和浆细胞所占比例高。

(2)蛛网膜下隙出血:蛛网膜下隙出血时出现无菌炎性反应和红细胞引起的单核吞噬细胞反应,4～5d 后含铁血黄素的巨噬细胞出现,出血后数周甚至数月仍可见到。故根据脑脊液中吞噬细胞的有无、胞浆内被吞噬物的种类及其状态,可估测出血的时间、出血是否停止以及有无再出血。

(3)中枢神经系统肿瘤:CSF 中发现肿瘤细胞对于中枢神经系统原发性肿瘤和转移瘤有确定诊断价值。由于解剖和病理上的原因,原发肿瘤(髓母细胞瘤除外)的阳性率较低(约25%～32%)。而脑转移癌和脑膜癌病的阳性率较高。细胞学检查在脑膜癌病、中枢神经系统白血病、中枢神经系统淋巴瘤等的诊断中有非常重要的意义。

2.病原学检查

脑脊液细菌、真菌和结核杆菌等涂片、培养和动物接种有助于明确致病菌及制订合适的治疗方案。适当的微生物培养和染色能提高病原菌诊断率,如新型隐球菌采用印度墨汁染色;结核杆菌用罗丹明 B 荧光染色提高检出率;革兰氏染色后镜检发现病原球菌的阳性率为 60%～90%。脑脊液细菌培养主要适用于脑膜炎奈瑟菌、链球菌、葡萄球菌、流感嗜血杆菌等的分离培养。病毒学检测主要包括使用酶联免疫吸附试验(ELISA)方法检查病毒抗体以及采用 PCR 扩增脑脊液特异病毒的 DNA 或 RNA 进行诊断。脑脊液囊虫特异性抗体检测、血吸虫特异性抗体检测对于脑囊虫病、血吸虫病有重要诊断价值。脑脊液螺旋体荧光抗体吸附试验对神经梅毒的诊断有重要作用。

3.蛋白电泳

脑脊液蛋白电泳的正常值(滤纸法)如下:前白蛋白 2%～6%,白蛋白 44%～62%,α_1 球蛋白 4%～8%,α_2 球蛋白 5%～11%,β 球蛋白 8%～13%,γ 球蛋白 7%～18%。电泳带质和量的分析对神经系统疾病诊断有一定帮助。前白蛋白升高可见于脑萎缩、脑积水和变性疾病;α 球蛋白升高主要见于急性细菌性脑膜炎、结核性脑膜炎等;β 球蛋白升高可见于小脑变性或肌萎缩侧索硬化等神经系统退行性疾病;γ 球蛋白升高常见于脱髓鞘疾病、中枢神经系统亚急性或慢性感染以及颅内肿瘤等。

4.免疫球蛋白

正常脑脊液免疫球蛋白含量极少,其中 IgG0.01～0.04g/L,IgA0.001～0.006g/L,IgM 不能测出。

脑脊液中的免疫球蛋白可有两个来源:一部分由血液通过血－脑屏障进入,另一部分是由中枢神经系统自身合成。

确定中枢神经系统内自身合成免疫球蛋白对神经系统疾病尤其是多发性硬化的诊断具有重要的价值。临床上有两种方法用于确定鞘内 IgG 合成:定性测定脑脊液中的寡克隆区带(OB)和通过计算公式定量计算是否有鞘内 IgG 合成,目前国内常用的计算公式为 IgG 指数和 24h IgG 合成率。

脑脊液 IgG 指数的计算公式为 IgG(脑脊液)X 白蛋白(血清)/IgG(血清)X 白蛋白(脑脊液),正常值≤0.7;还可以利用上述指标计算 24h IgG 合成率,其意义同 IgG 指数。OB 阳性、IgG 指数和 24h IgG 合成率异常均提示中枢神经系统自身合成免疫球蛋白,常见于多发性硬化,但并非多发性硬化的特异性表现,也可见于其他疾病如中枢神经系统血管炎、吉兰－巴雷综合征、莱姆病、神经梅毒和多种结缔组织病等。

脑脊液髓鞘碱性蛋白(MBP)的测定已经被广泛应用于多发性硬化等疾病的辅助诊断。脑脊液髓鞘碱性蛋白升高提示活动性脱髓鞘病变,常见于多发性硬化,但也可见于其他引起髓鞘破坏的病变。

5.酶学检查

正常脑脊液谷草及谷丙转氨酶、乳酸脱氢酶和肌酸激酶水平明显低于血清,某些神经系统疾病时脑脊液酶含量可升高,但缺乏特异性。

第二节　神经系统影像学检查

近年来,现代医学影像技术如 CT、MRI 等迅速发展,图像质量日益提高,极大地提高了中枢神经系统疾病的影像诊断能力,使得影像学检查在中枢神经系统疾病的诊断和治疗效果观察上成为重要的、不可缺少的检查手段。

一、常用影像学检查方法

(一)X 线平片

常用后前位和侧位。目前主要用于显示颅骨病变,如颅骨骨折、颅骨肿瘤、骨纤维异常增殖症及畸形性骨炎等。

(二)计算机体层成像(CT)

1.CT 平扫

CT 平扫是指不用任何对比增强剂或造影的普通扫描。一般 CT 检查都先做平扫。常规为轴位横断面扫描,从颅底到颅顶依次向上连续扫描,层厚 5～10mm。

2.CT 增强扫描

CT 增强扫描是指经静脉注入水溶性有机碘剂后再进行扫描。增强 CT 用于清晰显示平扫可见及未见病灶,评价颅内病变血－脑屏障破坏程度及颅脑肿瘤血供情况,对颅脑病变进行定性诊断。

3.CT 血管成像(CTA)

经静脉注入含碘造影剂后,当造影剂流经脑血管时进行螺旋 CT 扫描,三维重建得到脑血管图像,类似于常规脑血管造影。主要用于显示颅内动脉系统和静脉系统,观察病变与血管的关系。

4.脑 CT 灌注成像

经静脉快速注入碘对比剂的同时,对选定的层面进行快速动态扫描,以获得每一个像素的时间密度曲线,通过软件处理测得脑组织血流灌注指标包括:脑血流量、脑血容量、平均通过时间、达峰时间等。用以评价脑实质的微循环和血流灌注情况。

5.CT 脑室造影和 CT 脊髓造影

CT 脑室造影和 CT 脊髓造影均为有创性检查方法,目前已很少应用。

(三)磁共振成像(MRI)

1.平扫 MRI

常规采用横断扫描,也可根据病变部位选择冠状位和矢状位扫描。常用自旋回波(SE)序列 T_1WI 和 T_2WI,层厚 8～10mm,薄层则可用 2～5mm。快速自旋回波序列(FSE)、梯度回波序列、脂肪抑制和水抑制成像也较常应用。

2.增强 MRI

经静脉注入顺磁性造影剂 Gd－DTPA 等再进行 MRI 扫描。用于显示平扫未能显示的微小病灶,明确病变的部位和范围,鉴别病变与水肿,了解病变的血供情况及血－脑屏障破坏程度有助于病变定性诊断。

3.MR 血管成像

MR 血管成像为无创性血管成像技术，用于脑血管病的检查。

4.功能性磁共振

功能性磁共振是基于 MR 技术基础之上的脑功能成像，反映脑的生理、生化和物质代谢等功能变化。包括：MR 弥散成像（DWI）、MR 灌注成像（PWI）、磁共振波谱（MRS）、脑功能成像（fMRI）等。

二、中枢神经系统常见疾病的影像诊断

（一）脑血管病

1.脑梗死

脑梗死是一种缺血性脑血管疾病，根据其病理改变可分为缺血性脑梗死、腔隙性脑梗死和出血性脑梗死。

（1）缺血性脑梗死：缺血性脑梗死按病程可以分为急性期（5d 之内）、亚急性期（6～21d）和慢性期（3 周以后）。不同阶段的 CT 和 MRI 表现各不相同。CT 表现：①急性期，相当一部分患者在发病 24h 内 CT 检查可以为阴性。但随着 CT 技术的进步，一些梗死在 6h 之内可见脑灰白质界限模糊，12～24h，在相应的血管分布区域可见边缘模糊不清的稍低密度病灶，大多数患者在 24h 后脑实质内出现边缘比较清晰的低密度病灶，多成楔形、三角形或扇形分布，同时累及脑灰质和脑白质，密度可以不均匀，占位效应明显。②亚急性期：病变密度进一步减低，并且逐渐均匀一致，病灶边缘更加清楚，占位效应逐渐减轻，常在 1～2 周后消失。发病 2～3 周，病变部位出现小斑片状或小结节状等密度或稍高密度病灶，病变密度相对增高，病灶范围可以缩小且可以变得不清楚，此表现称为"模糊效应"。缺血性脑梗死增强扫描病灶可出现强化，多为不均匀强化，表现为脑回状、条状、环状或结节状强化。③慢性期：发病 4 周后，病变的密度明显减低，接近于脑脊液密度，最后形成软化灶或囊腔，此时可出现负占位效应，即病变邻近脑实质萎缩，脑沟、脑池增宽，脑室扩张，中线结构可以向患侧移位。由于多层螺旋 CT 的应用，在脑梗死的超早期进行脑 CT 灌注成像，可以发现发病部位的脑血流量、脑血容量和平均通过时间等均减低，为疾病的早期诊断提供参考依据。

MRI 表现：①急性期，发病 6h 之内，常规 MRI 检查多为阴性，使用 Gd－DTPA 增强扫描，梗死区强化明显。病变区在 MRI 弥散加权成像呈高信号，MRI 灌注成像呈低灌注。闭塞后 6h MRI 检查几乎均有阳性发现，T_1WI 梗死区呈低信号，T_2WI 呈高信号，有占位效应。②亚急性期：表现为 T_1WI 呈低信号，T_2WI 呈高信号，占位效应逐渐消退，此时若使用 Gd－DTPA 增强扫描，可见特征性脑皮质的脑回状或线状强化。③慢性期：T_1WI 可见梗死区信号进一步减低，T_2WI 则呈显著高信号，可形成脑软化灶或囊性灶。脑实质局部萎缩。

鉴别诊断：本病应与脑炎和脑脱髓鞘病变鉴别。脑炎多发生在皮层或皮髓交界区，呈片状强化，占位效应轻，发病慢。脱髓鞘病变主要累及脑白质，活动期有强化，激素治疗通常效果明显。

（2）腔隙性脑梗死：①CT 和 MRI 表现，病变多位于双侧基底节、内囊区、脑室旁深部脑白质、半卵圆中心或脑干。CT 平扫表现为单发或多发的圆形或类圆形低密度灶，病灶边缘清楚

或模糊,发病4周左右形成脑脊液样低密度软化灶。病灶没有明显占位效应。病灶大小一般为5～15mm,大于15mm被称作巨腔隙性梗死。在发病2～3周增强扫描病灶可见强化。MRI可以发现CT无法显示的微小病灶,所有梗死灶在T_1加权图像呈低信号,T_2加权图像呈高信号,软化灶囊腔形成后信号表现接近于脑脊液。②鉴别诊断:本病需与多发性硬化和脑炎鉴别,有时则难与软化灶、血管周围间隙鉴别。这些疾病仅凭影像学表现较难诊断,需要结合临床资料进行分析比较,必要时可行增强检查。

(3)出血性脑梗死:①CT和MRI表现,缺血性脑梗死可继发出血,转变为出血性脑梗死。CT平扫表现为在楔形、扇形或三角形低密度梗死区内出现不规则斑片状散在的高密度出血灶,占位效应明显。出血性脑梗死一般无需作CT增强扫描,如增强扫描可在低密度病灶中见到脑回状强化。MRI表现为在脑梗死异常信号基础上出现出血信号,信号多不均匀,病灶边缘不清,出血灶一般不超过梗死灶的边缘,但占位效应明显。出血的信号特点与脑内出血相同,随着时间演变而有相应的改变。②鉴别诊断:本病需要与高血压性脑出血鉴别。脑出血多有长期高血压病史,发病急,最好发于基底节区。

2.脑出血

脑出血患者多有高血压病史,起病急,CT是诊断脑出血的主要手段,尤其是在急性期。

(1)CT表现:①急性期(<1周),脑实质内密度均匀一致、边界清晰的圆形、类圆形或不规则形高密度灶,CT值为50～80HU,血肿周围可见一圈低密度水肿带。血肿大者有占位效应。当出血量大破入相邻脑室和蛛网膜下腔时,则表现为相应部位出现高密度影。②吸收期(2周～2个月):血肿吸收逐渐由周围向中心扩展,高密度血肿逐渐缩小并且密度逐渐减低,边缘模糊,周围的带状水肿影逐渐增宽。增强扫描病灶呈环状强化。③囊变期:发病2个月后,血肿被完全吸收,遗留大小不等的囊腔状软化灶,密度与脑脊液相似,同时可以出现邻近脑室扩张,脑池增大,脑沟加深等脑萎缩表现。

(2)MRI表现:脑出血的MRI表现较为复杂,脑内血肿由于出血后血红蛋白溶解吸收程度不同,在MRI T_1WI、T_2WI图像上信号改变也各不相同。基本演变过程分为四期:①超急性期(出血后24h内),血肿内红细胞所含血红蛋白未被破坏,表现为T_1WI呈低或等信号,T_2WI呈高信号。血肿早期周围可以无水肿,但数小时后血肿周围可以出现水肿,表现为T_1WI呈低信号,T_2WI呈高信号。若血肿较大可以见到占位表现。②急性期(出血后24h～7d):血肿内红细胞中含氧血红蛋白变成脱氧血红蛋白,表现为T_1WI呈等信号或略低信号,T_2WI呈低信号。急性期血肿周围出现较明显的血管源性水肿,表现为T_1WI呈低信号,T_2WI呈高信号。③亚急性期(出血后1周～1个月):此期血肿从周边开始红细胞发生溶解吸收,脱氧血红蛋白逐渐变为正铁血红蛋白。T_1WI、T_2WI均为周边环状高信号,病灶中心低信号。随着时间的进展,正铁血红蛋白逐渐从病灶周边发展到病灶中心,T_1WI及T_2WI均表现为高信号。脑水肿在亚急性后期开始逐渐消退。④慢性期(出血后1～2个月末):此期细胞内含铁血黄素沉积,含铁血黄素可明显缩短T_2弛豫时间。T_2WI可见高信号周围包绕一圈极低信号环。最后形成含有大量含铁血黄素和铁蛋白的囊腔,T_1WI、T_2WI均表现为低信号。但这种情况也可能不出现,而直接形成一类似脑脊液的囊腔,T_1WI为低信号、T_2WI为高信号。此时病灶周围水肿逐渐消退,占位表现消失,出现局限性脑萎缩表现。

3.蛛网膜下腔出血

蛛网膜下腔出血的病因可以分为自发性和外伤性两种。自发性主要见于颅内动脉瘤、高血压动脉硬化和动静脉畸形。下面主要论述自发性蛛网膜下腔出血的影像学表现。

(1)CT和MRI表现:CT显示蛛网膜下腔出血的密度与出血量和CT扫描时间有关,一般发病3～5d检出率最高,1～2周出血可以完全吸收,此时CT扫描多为阴性。蛛网膜下腔出血的CT表现为脑基底池、脑沟、脑裂内高密度影,出血量大时蛛网膜下腔呈高密度铸型表现。依出血部位和程度分为局限性和广泛性蛛网膜下腔出血,前者以颅内动脉瘤破裂多见,后者常见于颅脑外伤。MRI不易发现急性期蛛网膜下腔出血,但亚急性期或慢性期的诊断明显优于CT。亚急性期 T_1WI 和 T_2WI 在脑基底池、脑沟、脑裂内均可见到局灶性高信号,慢性期则在 T_2WI 上出现低信号。MRI对自发性蛛网膜下腔出血的病因诊断起着重要作用,MRI的"流空信号"能对颅内动脉瘤和动静脉畸形做出正确诊断。

(2)鉴别诊断:CT图像上的蛛网膜下腔出血应与大脑镰钙化鉴别,后者边缘光滑、锐利,无脑沟、脑池出血及其他异常改变,钙化的CT值明显高于出血,随访病灶无变化。

4.静脉窦血栓形成

脑静脉疾病与脑动脉疾病一样具有重要的临床意义。随着脑静脉系统的深入研究和CT、MRI的广泛应用,可以对静脉窦血栓形成做出早期正确诊断。

(1)CT和MRI表现:CT平扫可见单侧或双侧不规则低密度脑梗死表现,病灶部位与阻塞的静脉部位有关,有时梗死区有高密度灶性出血。同时可见弥漫性脑肿胀,脑质密度低,脑沟、脑池变平,脑室变小。特征性表现则为硬膜窦内异常高密度影及脑实质内静脉密度增高,即"条索征"。增强扫描硬膜窦内表现为"空三角征",即静脉窦周围显影,密度增高,静脉窦中心为低密度充盈缺损区。慢性期可见局限性脑梗死和脑萎缩表现。MRI检查是静脉窦血栓形成的理想检查方法,表现为静脉窦内流空信号消失,呈相等、稍高或高信号,其信号变化规律与出血一致。MRI静脉造影可以显示静脉窦血栓形成的部位、程度和范围。同时可见脑肿胀、静脉性脑梗死、皮质下多发的脑内血肿等异常信号。

(2)鉴别诊断:在多发皮质下出血的患者,应与高血压性脑出血相鉴别,诊断时要密切结合临床病史,同时注意观察静脉窦的密度变化。Galen静脉的血栓形成应该与松果体钙化区别,后者位置偏高、偏下,密度较高,且随时间推移病灶无变化。

5.皮质下动脉硬化性脑病

(1)CT和MRI表现:CT平扫可见侧脑室周围及半卵圆中心脑白质对称性密度减低,边缘模糊不清,呈月晕状。增强扫描脑白质强化不明显。常合并基底节区、丘脑和脑室旁脑白质单发或多发的腔隙性脑梗死。可伴有不同程度的脑室扩张和脑沟裂增宽等脑萎缩表现。

MRI可见双侧脑室旁和半卵圆中心多发斑片状、条纹状异常信号, T_1WI 呈低信号, T_2WI 和 FLAIR 呈高信号,边缘不清,占位效应不明显。注射 Gd－DTPA 后病灶不强化。双侧基底节区、内囊、丘脑和脑干等处可见边缘清楚地表现为长 T_1 长 T_2 异常信号的腔隙性脑梗死。

(2)鉴别诊断:本病应与多发性硬化和严重脑积水鉴别。多发性硬化常见于年轻女性患者,急性期病灶多有强化。严重脑积水可以有脑室旁低密度,但周围脑沟脑池受压变浅或消失。

(二)颅内感染

1.化脓性脑膜炎

CT 和 MRI 表现：化脓性脑膜炎急性期 CT 常无明显异常征象，慢性期由于脑膜粘连可导致交通性脑积水、脑软化及脑萎缩。增强扫描，脑膜或脑实质表面可见条状强化或脑回样强化。化脓性脑膜炎急性期 MRI 亦无明显异常征象。随着病情发展可表现为脑回之间界限模糊，脑池、脑裂和脑沟 T_1WI 信号高于正常脑脊液，T_2WI 呈高信号，信号强度与脑脊液相近。增强扫描显示脑膜明显强化，强化的脑膜可以增厚，并可延伸到脑沟内。

2.脑脓肿

脑脓肿按照病理阶段可以分为急性脑炎期、化脓坏死期和脓肿形成期。

(1)CT 和 MRI 表现：①急性脑炎期，CT 表现为片状低密度区，边缘模糊，有占位效应，增强扫描一般不强化或有不规则强化。MRI 上 T_1WI 为低信号，T_2WI 为高信号。②化脓坏死期：CT 扫描在低密度区内可以看见更低密度的坏死灶，增强扫描呈密度不均匀强化。坏死灶在 T_1WI 为低信号，T_2WI 为高信号。③脓肿形成期：CT 扫描脓肿表现为边界清晰的低密度区，脓肿壁为等密度或稍高密度的环形，周围常有明显的低密度水肿存在。增强扫描脓肿壁显著强化，脓腔内的脓液及灶周水肿不强化，此征象是本病的特征性表现。MRI 检查，T_1WI 脓腔和病灶周围水肿为低信号，脓肿壁为等信号或稍高信号。T_2WI 脓腔及病灶周围水肿为高信号，脓肿壁为等信号或低信号。Gd-DTPA 增强，脓肿壁显著强化，脓腔不强化。

(2)鉴别诊断：本病需要与星形细胞瘤、转移瘤、脑内血肿吸收期等进行鉴别。

3.颅内结核

颅内结核常发生于儿童和青年人，包括结核性脑膜炎、结核瘤和结核性脑脓肿。

(1)结核性脑膜炎：①CT 表现，CT 平扫脑基底池、侧裂池等蛛网膜下腔因炎性渗出，呈等密度或稍高密度。增强扫描有明显的脑膜强化。脑室扩张积水。慢性期或晚期可见多发脑膜钙化。②MRI 表现：T_1WI 显示脑基底池信号增高，T_2WI 信号更高，增强扫描脑膜明显强化。结核性脑膜脑炎还可发生于脑底、基底节及丘脑附近的脑实质，T_2WI 可见脑实质内有斑片状高信号，增强后可见病灶边缘强化。

(2)脑结核瘤：①CT 表现，CT 平扫呈等密度、稍高密度或混杂密度结节，圆形或不规则形，部分结节内可见钙化，周围有轻度的水肿，有占位效应。增强扫描病灶呈结节状或环状强化。②MRI 表现：病灶坏死部分在 T_1WI 为略低信号，T_2WI 为不均匀高信号；肉芽肿部分在 T_1WI 为高信号，T_2WI 为低信号；包膜在 T_1WI 为等信号。T_2WI 为低或高信号，钙化部分在 T_1WI 和 T_2WI 上均为低信号。增强扫描病灶呈不均匀环状强化。

(3)结核性脑脓肿：结核性脑脓肿极其少见，在 CT、MRI 上与化脓性脑脓肿极其相似，不易鉴别。

4.急性病毒性脑炎

急性病毒性脑炎为各种病毒侵犯神经系统而引起的脑部急性炎症性疾病，包括单纯疱疹病毒性脑炎、腺病毒性脑炎、带状疱疹病毒性脑炎等。

(1)CT 和 MRI 表现：急性病毒性脑炎病情轻微者 CT 上可无阳性表现，而 MRI 图像上改变显著。病变主要累及脑灰质区及基底节区，脑白质区也可受累。CT 平扫病变呈低密度影，有轻度占位效应。增强扫描病灶不强化或有轻度不规则强化。感染严重或大脑弥漫性损伤者,可造成广泛脑软化、脑萎缩及皮质钙化。MRI 检查病变在 T_1WI 为低信号,T_2WI 为高信号,增强扫描病变强化不明显,或边缘部分线状或脑回状强化。当伴有亚急性出血时,可见 T_1WI 呈现高信号。

(2)鉴别诊断:由于急性病毒性脑炎影像学表现缺乏特异性,诊断需要结合临床及实验室检查。

5.红斑狼疮性脑炎

系统性红斑狼疮是一种自身免疫性疾病,常合并中枢神经系统受累,主要引起小动脉及毛细血管反应性增生,导致大脑及脑干多发性梗死、颅内出血及感染等脑组织损伤。

CT 和 MRI 表现:CT 表现为脑实质内不同部位、大小不等的低密度病灶,呈斑点状及片状,周围没有水肿及占位效应。增强扫描病灶无明显强化。部分患者可见脑萎缩及脑积水改变。

MRI 检查病变以深部脑白质常见,也可见于脑皮质、脑干及小脑。T_2WI 可见斑片状高信号,T_1WI 信号变化不明显,增强扫描无强化。如果 T_1WI 表现为相应部位低信号,则说明有梗死存在。

6.神经梅毒性脑病变

中枢神经系统的梅毒感染称为神经梅毒。病理改变包括广泛的脑膜增厚、血管周围淋巴细胞浸润、脑水肿及血管炎,晚期改变为脑积水及脑软化。

CT 和 MRI 表现:脑实质内可见多发性脑梗死灶,CT 平扫表现为边缘清晰或不清晰的低密度区。MRI 表现为 T_1WI 低信号,T_2WI 高信号,增强扫描多无强化。病变晚期可以合并脑萎缩及脑积水改变。

7.脑囊虫病

脑囊虫病按照发病部位可以分为脑实质型、脑室型、脑膜型和混合型四种。其中具有两型或两型以上的脑囊虫病称为混合型。

(1)脑实质型:CT 表现,①急性脑炎型:幕上半球广泛低密度,多位于白质,可有全脑肿胀,增强扫描无强化。②多发小囊型:脑实质内单发或多发圆形或类圆形小囊状低密度区,直径为 0.5～1cm,其内可见小结节状致密影,为囊虫头节。周围可有不同程度的水肿,增强扫描一般无强化。③单发大囊型:脑内圆形、椭圆形或分叶状低密度区,脑脊液密度,边缘清楚,无实性结节。增强扫描大囊本身无强化,边缘可有轻度环状强化。④多发结节或环状强化型:CT 平扫为散在多发不规则低密度影。增强扫描低密度影区出现结节状或环状强化,直径 3～5mm。⑤多发钙化型:囊虫完全死亡后,周围水肿消失,脑实质内出现多发点状钙化影。

MRI 表现:典型脑囊虫病 MRI 表现为圆形囊性病变,T_1WI 为低信号,T_2WI 为高信号,偏囊壁一侧有时可见小点状突起,为囊虫头节,信号与脑实质一致。MRI 观察囊虫头节比 CT 更清楚。囊虫蜕变死亡时,周围水肿明显加剧,在 T_1WI 和 T_2WI 上均可显示较大面积的水肿及明显的占位效应,在 T_1WI 上的囊液及周围水肿呈高信号而囊壁及头节呈低信号,即所谓的"白靶征"。囊虫完全死亡后,由于囊虫钙化,在 T_1WI 和 T_2WI 均表现低信号。

(2)脑室型:CT 表现,多位于第四脑室,亦可发生于导水管及第三脑室。表现为脑室内圆形、类圆形的囊状低密度区,其内可见小结节状头节。这种囊状低密度区常充盈脑室,呈扩大的脑室状,密度与脑脊液相似,边缘光滑,病灶常导致梗阻上方脑室扩张积水,CT脑室造影可显示脑室内囊状充盈缺损。

MRI表现:MR1比CT发现病灶更为敏感,表现为 T_1WI 脑室内圆形或类圆形囊状影,与脑脊液信号相似,常见囊壁及头节。但在 T_2WI 图像上,由于囊液与脑脊液信号相似,不易发现。

(3)脑膜型:CT表现,主要侵犯蛛网膜下腔和邻近脑膜,表现为脑池内囊状低密度影或仅表现为脑池扩大,有轻度占位效应。囊虫多位于桥小脑脚池或鞍上池,常呈簇状存在。蛛网膜粘连可导致脑积水。增强扫描囊壁可有轻度强化或无强化,合并脑膜炎时可见脑膜局部强化。

MRI表现:为上述部位的单囊或簇状多囊性病变,囊内信号与脑脊液相似。脑膜性脑囊虫病有时仅表现为脑池的扩大。囊壁及头节不常见,继发慢性脑膜炎时导致脑积水。增强检查可见脑底池周围软脑膜强化。

鉴别诊断:脑实质型脑囊虫有时应与脑炎和脑转移瘤鉴别,脑炎发病急且增强扫描无强化,脑转移瘤的环行强化多不规则,病灶周围水肿范围大,且发病年龄大,多数有原发肿瘤病史。脑膜型脑囊虫有时需与结核性脑膜炎相鉴别,后者早期表现为脑膜炎,晚期表现为结核结节,增强扫描多呈环形强化,而囊虫多无强化。

(三)脑变性疾病和脱髓鞘疾病

1.Alzheimer病(阿尔茨海默病)

阿尔茨海默综合征是大脑皮质灰质的一种变性疾病,65岁以后起病。主要病理改变为脑皮质萎缩,脑室扩张。

(1)CT和MRI表现:主要表现为大、小脑灰质同时出现的弥漫性萎缩,脑灰、白质界限模糊,脑室扩大,脑沟、裂、池增宽,脑容积减小。与其他原因所造成的脑萎缩相比,阿尔茨海默综合征脑萎缩以颞叶前部和海马为主,表现为颞角扩大、颞叶皮质萎缩和海马密度减低,第三脑室扩大比较明显。 T_2WI 可见脑室周围及皮质下脑白质内高信号。

(2)鉴别诊断:本病在发病早期与生理性脑萎缩及老化较难鉴别;与其他原因造成的痴呆如血管性痴呆相比,阿尔茨海默综合征的长 T_2 信号较少。

2.肝豆状核变性

(1)CT表现:肝豆状核变性CT表现为苍白球、壳核双侧对称性低密度灶,尾状核头部缩小,密度减低,侧脑室前角扩大。部分患者丘脑也可见对称性卵圆形低密度灶。增强扫描病变无强化。

(2)MRI主要表现:豆状核、丘脑、尾状核及齿状核在 T_1WI 为低信号, T_2WI 为高信号,双侧对称分布。有时在 T_1WI 病变可呈高信号,可能与病变区顺磁物质沉着有关。长期慢性病例可出现脑萎缩征象,通常以豆状核萎缩为著,内部可囊变,壳核可呈空洞性改变,邻近脑沟、裂、池增宽。

(3)鉴别诊断:肝豆状核变性需与基底节区对称性低密度病变鉴别,包括CO中毒,缺氧性脑病及其他中毒性疾病。

3.多发性硬化

(1)CT 表现:病变主要累及脑白质,主要分布在双侧脑室周围或深部的脑白质,也可见于中脑、小脑半球。

急性期常表现为脑白质内的低密度灶,多位于侧脑室周边,单发或多发,大小不等,小的仅为数毫米,大的可达数厘米,边界清楚或不清楚。通常无明显的占位效应。增强扫描,病灶可见斑点状、片状或环形强化。而且平扫为等密度的部位亦可强化。稳定期病灶多有缩小,增强扫描病灶无强化。晚期大部分患者可伴有不同程度的脑萎缩表现。

(2)MRI 表现:本病 MRI 诊断准确率极高,病变主要位于侧脑室周围及深部脑白质,大小不一,小的数毫米,大的可顺延整个侧脑室,偶尔累及整个半卵圆中心,此时占位效应十分明显。大脑半球的斑块多呈圆形或卵圆形,长轴与侧脑室垂直,横轴位呈圆形,在冠状位呈条状,均垂直于侧脑室,又称为"直角脱鞘征象"。脑干的病灶呈斑点状或小圆形,胼胝体、视神经常受累。病灶在 T_1WI 为低信号,T_2WI 为高信号,活动期病灶注射 Gd－DTPA 后有明显强化,静止期病灶无强化。

(3)鉴别诊断:本病需与其他的脱髓鞘疾病相鉴别,鉴别必须结合临床病史和对激素治疗的反应,确诊需要靠脑组织活检。

4.肾上腺脑白质营养不良

本病一个显著特点为病变由后向前发展,依次累及枕、顶、颞和额叶,向下累及脑干。

(1)CT 表现:CT 平扫表现为双侧脑室后角周围脑白质大片状密度减低区,多呈对称性分布,病变通过胼胝体压部使两侧相连呈蝶翼状改变。顶枕叶脑室周围可发生对称性沙粒样钙化。晚期丘脑、豆状核可受累。可见脑萎缩改变,以侧脑室后角周围顶枕叶最明显。增强扫描病灶边缘可见花边样强化。儿童期 CT 表现具有以上特征性,成人及新生儿的 CT 表现无特异性。

(2)MRI 表现:两侧侧脑室后角周围顶、枕、颞叶脑白质对称性大片异常信号,T_1WI 为低信号,T_2WI 为高信号,中央区 T_1WI 为更低的低信号,T_2WI 为更高的高信号。病变可累及胼胝体压部及视、听觉传导路。增强扫描,可显示中间区花边样强化带,将病灶分隔成中央区和周围区。

(3)鉴别诊断:肾上腺脑白质营养不良的影像学表现具有特征性,而且病变部位较特殊,易于与其他脑白质病相鉴别。

(四)脑积水与脑萎缩

1.脑积水

脑积水指脑脊液在脑室系统内的过量积聚,引起脑室系统部分或全部扩大。按照病因分为梗阻性脑积水、交通性脑积水、代偿性脑积水和外部性脑积水。脑积水时双侧脑室前角变得圆钝。侧脑室下角明显扩张可呈球形。第三脑室呈圆形或椭圆形扩张。脑室大小与蛛网膜下腔大小不成比例。脑室周围可见低密度水肿带。MRI 还可以显示中脑导水管的狭窄情况和狭窄程度,同时 MRI 在确定梗阻平面方面比 CT 更直观。

(1)梗阻性脑积水:CT 和 MRI 表现为脑池、脑沟变浅或闭塞。梗阻近侧脑室明显扩张,梗阻远侧脑室大小正常或缩小。梗阻平面的 CT 和 MRI 图像可以看见占位性(肿瘤或血肿等)病变,相应部位的脑室结构可见受压、变形或移位。

(2)交通性脑积水:CT和MRI表现为脑池、脑沟变浅或闭塞。脑室系统普遍扩张,无梗阻征象。双侧脑室前后角可见脑白质密度减低。

(3)代偿性脑积水:CT和MRI表现为脑沟、脑池普遍增宽。双侧脑室对称性轻或中度扩张。脑回明显变窄,脑实质体积缩小。

(4)外部性脑积水:CT和MRI表现为双侧额顶部蛛网膜下腔对称性增宽。大脑前纵裂明显增宽。脑室系统一般不扩张或轻度扩张。

2.脑萎缩

脑萎缩是指由于各种原因所引起的脑组织减少,常见原因为脑血管病、脑外伤和生理性脑萎缩。脑萎缩时脑室系统普遍性或局限性扩张(第三脑室宽度大于6mm)。脑沟、脑池普遍性或局限性增宽(大于5mm)。当出现一侧半球萎缩时,中线结构则向患侧明显移位。正常老年人随着年龄增长,逐渐出现的脑萎缩属于生理性萎缩。

(1)老年性脑萎缩:①CT和MRI表现,大多表现为双侧脑室、脑池的对称性扩大和脑沟、脑裂的轻度对称性增宽。脑沟以额顶叶脑沟增宽明显,常伴有大脑前纵裂及小脑上蚓周围蛛网膜下腔增宽。脑室扩大以侧脑室和第三脑室明显。当以脑皮质灰质萎缩为主时脑沟、脑裂增宽明显,脑室系统扩张不明显;当以脑白质萎缩为主时,脑室系统扩张明显,脑沟、脑裂的增宽不明显。同时还可见不同程度的脱髓鞘、胶质增生和水肿等老年人退行性变化。MRI检查,T_1WI可见侧脑室旁及半卵圆中心脑白质内散在的小斑点状高信号。②鉴别诊断:老年脑需要与阿尔茨海默病相鉴别,前者以额顶叶及脑室前角改变为主,无明显临床表现;后者则以颞叶及脑室下角改变为主,同时伴有海马旁回和杏仁核萎缩,且临床上有进行性痴呆表现。

(2)脑缺氧后脑萎缩:CT和MRI表现为急性缺氧早期,CT和MRI检查可以完全正常。根据脑组织损害的程度不同,轻者可以表现为脑沟、脑裂、脑室和脑池的轻度扩大,重者表现为脑组织体积缩小,脑沟、脑裂、脑室和脑池均呈弥漫性明显扩大。同时CT和MRI检查还可以明确脑萎缩的程度,但病因诊断仍需结合临床脑缺氧病史。

(3)脑出血后脑萎缩:CT和MRI表现可见出血后软化灶伴周围局限性脑室扩大和脑沟、脑裂增宽。若为新生儿期局灶性脑出血,数月或数年后可见原来的出血侧整个大脑半球萎缩健侧大脑半球代偿性增大,中线结构向患侧平行移位。

(4)脑梗死后脑萎缩:CT和MRI可清楚显示病变软化灶同侧周围的脑沟、脑裂局限性增宽,脑室局限性扩大,中线结构常无移位改变。

(5)脑内局灶性感染后脑萎缩:CT和MRI为感染病灶周围脑沟、脑裂增宽,同时可见脑室扩大,中线结构常无明显移位改变。病因诊断应结合临床病史。

(6)酒精中毒性小脑萎缩:①CT和MRI表现,小脑半球及脑干体积缩小,小脑半球与小脑蚓部脑沟明显增多、增宽(小脑半球脑沟在2条以上,小脑蚓部脑沟在4条以上且脑沟宽度大于2mm),脑干周围脑池明显扩大。病因诊断应依据长期饮酒史。②鉴别诊断:CT和MRI可以显示不同原因造成的脑萎缩改变,但需结合临床病史、实验室检查等做出病因诊断。

（五）其他颅内病变

1.硬膜下积液

硬膜下积液又称为硬膜下水瘤，部分患者可因出血发展成为硬膜下血肿。

（1）CT表现为颅骨内板下方新月形低密度影，密度与脑脊液接近，CT值平均为7HU，密度均匀。常见于单侧或双侧额、颞部，常深入前纵裂池呈M形，与脑沟无相连。纵裂硬膜下积液表现为纵裂池增宽，大脑镰旁低密度影。一般无或仅有轻微占位效应，周围无水肿。有时可因合并出血而发展成为硬膜下血肿，复查时密度有所增高。

（2）MRI显示病灶在T_1WI呈均匀低信号，T_2WI呈均匀高信号。Flair黑水序列可以使其信号被抑制。其形态和部位显示同CT一样，当合并出血时可见病灶内存在短T_1高信号。

（3）鉴别诊断：根据CT值和MRI信号，可以与硬膜下血肿和硬膜下脓肿鉴别，但是不能确定其发病原因。

2.CO中毒

CO中毒轻度时CT无特异性表现，中重度时表现为双侧基底节（主要是苍白球）呈对称性扇形低密度区，边缘比较清楚。MRI检查，病灶发生在基底节和枕叶皮质，T_1WI为低信号、T_2WI高信号。病变晚期可遗留软化灶。

3.铅中毒

铅中毒可以分为急性铅中毒和慢性铅中毒，其影像表现各不相同。

急性铅中毒可发生中毒性脑病，CT可见小脑水肿导致脑室梗阻，脑室扩张。慢性铅中毒时小脑半球双侧广泛对称性钙化，大脑半球皮质灰质及基底节区轻度钙化。晚期可见脑萎缩改变。

慢性铅中毒T_1WI显示脑室旁脑白质、基底节区、岛叶及脑干高信号，晚期呈脑萎缩改变。

4.甲状旁腺功能低下

CT平扫可见脑实质内多发钙化灶，以基底核最常见，常呈双侧对称性发生，苍白球和丘脑钙化发病率最高。钙化的形态因发病部位而异，苍白球钙化呈"八"字形，尾状核头部钙化呈倒"八"字形，壳核钙化呈"八"字形或尖向下的"三角形"，丘脑钙化一般为条形或卵圆形，小脑齿状核钙化为条形，脑叶内的钙化多为不规则形或条带状。同时钙化程度与病程长短有关，病程越长，钙化越明显，而与血钙、血磷的浓度无明显的相关性。增强扫描病灶无强化。

MRI显示钙化不如CT，在T_1WI和T_2WI均呈低信号。在T_2WI上低信号说明钙化完全，高信号区则是由于水分渗出，蛋白和黏多糖沉积所致。

（六）脊髓病变

1.脊蛛网膜炎与粘连

感染、出血、外伤、异物刺激和新生物均可以引起脊蛛网膜炎症。

（1）CT平扫无价值，CT脊髓造影可以显示粘连改变。病变区脊蛛网膜下腔不规则狭窄，神经根相互粘连失去正常表现，与周围硬脊膜粘连则表现为"空硬脊膜征"，即硬脊膜囊内无神经根，仅有对比剂充盈，而囊壁与神经根粘连显示增厚。粘连在一起的神经根可以形成管状块影。

（2）MRI检查对腰段脊蛛网膜炎诊断通常可靠。较轻的颈段病变诊断较难。脊髓发生粘连时,脊髓位置偏移,严重粘连在 T_1WI 上脊蛛网膜下腔的低信号消失,变为中等信号的软组织影,脊髓扭曲变形,界限不清。下腰段病变可以显示马尾的移位。

2.脊髓炎

急性横贯性脊髓炎常见于身体其他部位的病毒感染后,最常见病因为多发性硬化。脊髓炎表现除炎症改变外,还伴有脊髓水肿及脱髓鞘等改变。

CT 检查可以阴性。MRI 检查急性期常累及数个脊髓节段,脊髓节段略有增粗,MRI 信号显示较为均匀或为多发斑片状异常信号。T_1WI 显示脊髓增粗,伴信号强度减低;T_2 加权图像显示病变部位呈明显高信号,以矢状位对病变显示较为清楚。部分病例增强扫描病灶强化,可呈现斑片状均匀强化或弥漫性不均匀强化。

3.视神经脊髓炎

视神经脊髓炎的病理改变主要为轻重不等的视神经和脊髓的脱髓鞘病变。

(1)CT 检查可见眶内球后段视神经弥漫性增粗,密度一般无改变,增强扫描可以有轻度强化。脊髓的变化 CT 检查可以无异常发现。

MRI 可以显示视神经弥漫性肿胀增粗,T_1W1 信号减低,T_2WI 信号增高,增强扫描可以有强化。脊髓的变化只有 MRI 检查才能显示,病变常位于颈胸段脊髓,常常累及某一节段脊髓,呈弥漫性分布,少数也可呈斑点状,多发或单发病灶。急性期病变区脊髓常有轻度肿胀增粗,T_1WI 高信号,增强扫描病变区不强化或仅有轻度强化。

(2)鉴别诊断:主要应与急性脊髓炎和脊髓多发性硬化鉴别,视神经脊髓炎的脊髓表现与急性脊髓炎相似,很难鉴别,但后者无视神经改变。多发性硬化的患者,脑白质内同时也会有脱髓鞘病变的存在。

4.脊髓多发性硬化

脊髓多发性硬化病灶可以发生于任何节段,但早期常常首先累及颈髓。

(1)CT 和 MRI 表现:CT 检查脊髓表现常为阴性。MRI 则是脊髓多发性硬化的最理想检查方法。脊髓的硬化斑块病灶大小可以从 1mm 至数厘米不等。病灶多位于脊髓的后部或侧面,与脑部病灶不同,脊髓病灶不受灰白质交界的限制,多同时累及灰白质。T_1WI 病灶改变不明显,T_2WI 病灶呈现高信号,边界清楚,呈斑点状或与脊髓纵轴平行的长梭形或条状。增强扫描可见斑点状强化。病灶所在的脊髓一般无肿大增粗,急性期较大的病灶可见局限性脊髓增粗。

(2)鉴别诊断:本病应该与急性脑脊髓炎鉴别,后者发病时也是脑白质和脊髓同时受累,病灶特点与多发性硬化相似,但是临床发病急,症状重。病程单相,很少复发,常发生于某些感染或疫苗接种后。

5.脊髓空洞症

脊髓空洞症是指脊髓内出现囊腔,包括脊髓中央管扩张和脊髓内囊腔。脊髓空洞症的病因有先天性和继发性,后者包括脊髓外伤引起血肿液化、髓内肿瘤、脊髓炎症。一般认为脊髓空洞症与脑脊液循环有关,可分为交通性和非交通性。交通性是指空洞内液体经第四脑室中央管进入空洞,与蛛网膜下腔相通,多为先天性。非交通性不与蛛网膜下腔直接交通,主要为继发性引起。

（1）CT 和 MRI 表现：CT 图像上病变段脊髓中心可见圆形或类圆形边界清楚的脑脊液样密度的囊腔。由于病变脊髓可以萎缩或不萎缩，所以脊髓外形可以增粗、正常或变细。MRI 检查，矢状位图像可显示脊髓空洞症为纵向分布于脊髓内的单囊状、条状及串珠状异常信号，T_1WI 呈低信号，T_2WI 呈高信号。交通性脊髓空洞症在空洞内可出现脑脊液的流空征象，表现为 T_2WI 上在高信号的空洞内出现低信号区。如果受累节段脊髓增粗，邻近空洞上方的 T_2WI 高信号多为肿瘤所致；如果受累节段脊髓无增粗或变细，空洞附近的 T_2WI 高信号常为神经胶质增生或脊髓软化所致。增强扫描可鉴别肿瘤或非肿瘤性病变。外伤所致脊髓空洞症因囊腔内血肿溶解吸收导致空洞局限，因此空洞以下常合并有脊髓萎缩。

（2）鉴别诊断：需与室管膜瘤相鉴别，室管膜瘤脊髓无明显肿大，但肿瘤内发生囊变时难与脊髓空洞症相鉴别，增强后室管膜肿瘤实质部分明显强化，而脊髓空洞症无强化。

第三节　头颈部血管超声检查

一、彩色经颅超声检查

20 世纪 80 年代，挪威学者 Rune Aaslid 首创经颅探查颅底大动脉血流动力学变化的非创伤性检查方法经颅多普勒超声技术（TCD）。TCD 探查的基本原理是经超声探头发出低频（2MHz）脉冲超声束，经颞骨及枕骨大孔将声束射入颅底，这些声束被血管内流动着的红细胞反射回来，并由探头接收。此项检查摒弃了血管造影的创伤性。又弥补了 CT、MRI 等影像技术的不足，能实时动态地显示生理病理情况下的颅底大动脉的血流状态，且可重复检查。缺点是不能直接测量血管内径，对小于 50% 的血管狭窄难以做出明确诊断，病变定位不够确切。尽管如此，TCD 仍不失为目前临床上无创监测颅内动脉血液流速的有效手段。

（一）检查方法

1. 颅外颈动脉

包括颈总动脉（CCA）、颈外动脉（ECA）和颈内动脉（ICA）颅外段。患者仰卧，将 4MHz 探头置于锁骨上缘、胸锁乳突肌内侧，声束斜向上，深度 20～30mm，可探及 CCA，再由近及远进行多点探测。探头置于下颌角的 CCA 分叉处，可分别探及 ECA 和 ICA 颅外段。ECA 具有颅外血管特征，为高而陡直的收缩峰及高峰流速，明显降低的舒张末期流速，高脉动指数、高阻力指数及高收缩峰流速与舒张末期流速比值。ICA 颈外段的频谱波形似颅内动脉，具有较圆钝的中等流速收缩峰，较高的舒张末期流速。低搏动指数、低阻力指数及低收缩峰流速与舒张末期流速比值。探测颅外颈动脉时，若声束向上。测得的血流频谱为负向，即血流背离探头；声束向下，则血流频谱为正向，即血流朝向探头。二者意义相同。

2. 颅内动脉

探测颅内动脉时，须经特定的声窗，才能将声束射入颅底。常用的声窗主要有颞窗、枕窗、眶窗等。

（1）颞窗：为基本检查窗，位于颧弓上方，眼眶外缘至耳郭前缘之间，是颞骨骨质最薄的区域,对声束衰减最少。此窗又分为前、中、后三个窗。前窗位于颧骨额突后方,后窗位于耳屏前,前后窗之间为中窗。一般中窗最常用,但老年人因骨质增厚,声窗变小,有时只能在前窗或后窗探测。经颞窗可探测大脑中动脉(MCA)、ICA 终末段、大脑前动脉(ACA)、大脑后动脉(PCA),其检出率与年龄、性别等因素有关。健康人中有 5%~15% 颞窗缺如,以老年女性居多。

(2)眶窗:将探头轻置于闭合的眼睑上,使声束通过眼眶经视神经孔射入颅底。经此窗可探测眼动脉(OA)、颈内动脉虹吸段(CS)。眶窗检出率近 100%。

(3)枕窗:患者取俯卧位或坐位,探头置颈后部枕骨粗隆下,声束对准枕骨大孔,可探测基底动脉(BA)、椎动脉(VA)和小脑后下动脉(PICA)。检测成功率可达 99%。

(二)脑底动脉的辨识

主要依据探头的位置及声束方向、取样深度、血流方向及速度、颈动脉压迫试验、音频特点等加以区别。

1.MCA

起始取样深度 40~50mm,主干深度 40~60mm,可根据年龄、颅形酌情增减。声束略斜向额顶部,可探及 MCA 的正向血流频谱,再调节深度探查。压迫同侧 CCA,MCA 血流速度下降;去除压迫,血流呈一过性增强,迅即恢复正常;压迫对侧 CCA,血流无变化。

2.ICA 终末段

探及 MCA 后,增大取样深度至 60~65mm,出现正负双向的血流频谱,此即 ICA 终末分叉处,正向为 MCA 血流频谱,负向为 ACA 血流频谱,继续增加取样深度,即可得到 ICA 的正向血流频谱。压迫同侧 CCA,ICA 血流信号消失。

3.ACA

首先探测 MCA,再增加取样深度至 65~75mm,ICA 终末段信号减弱或消失再转动探头调整声束方向,可探及负向的 ACA 血流频谱,深度达 80~90mm 时,可探及对侧的 ACA 血流频谱,为正向频移。压迫对侧 CCA,ACA 流速增大;压迫同侧 CCA,可使 ACA 血流方向逆转。ACA 变异较大,血管较细,有 10%~30% 的检测不成功。

4.PCA

探及 MCA 后增加取样深度至 60~70mm,声束指向后枕部,调整角度,仔细扫查,发现多普勒信号后继续增加深度至出现双向的 BA 末端分叉处信号,再由 BA 末端向外侧追踪同侧 PCA 血流信号,见负向频移为大脑后动脉交通后段(PCA2),位置较深;见正向频移则为大脑后动脉交通前段(PCA),位置较浅。大多数人 PCA 的血液供应来自 BA,压迫同侧 CCA、PCA,血流轻度增快或不变,PCA2 无变化。如果 PCA 供血来自 ICA,压迫同侧 CCA 时,PCA流速降低。

5.BA 和 VA

声束向上经枕大孔入颅。取样深度 70~100mm,获得 BA 的负向血流频谱后,逐渐减小取样深度至 55~70mm,同时将声束略向两侧偏转,可分别获得两则 VA 的负向多普勒频移。

6.OA 和 CS

取样深度 40~50mm,声束略向内侧倾斜,可探及 OA 的正向血流频谱,其形态具颅外动脉的高阻波形。取样深度增至 55～75mm 时,可探得 CS 的血流信号。探头略指向上,得到的负向血流频谱为 ICA 床突上段;声束略指向下,得到的正向血流频谱为 ICA 海绵窦段。压迫同侧 CCA,OA、CS 信号减弱或消失;压迫对侧 CCA,血流信号增强。

(三)主要技术参数及正常值

1.技术参数

(1)收缩期峰流速(VS):为收缩期最大血流速度。

(2)舒张期末流速(VD):为舒张期末最大血流速度。

(3)平均峰流速(VM):为整个心动周期的平均最大血流速度,很少受心率、心缩力、外周阻力等因素影响,较客观地反映脑血流速度,生理意义最大。

(4)两侧流速差(BVD):BVD=Vm_1-Vm_2,为左右两侧对应动脉的流速差。

(5)两侧流速差百分率(PBVD):(BVD)=$[(Vm_1-Vm_2)/Vm_1]100\%$,反映两侧脑动脉流速差与高侧流速之间的关系。

(6)收缩期峰流速与舒张末期流速比值(SD):SD=V_s/V_d 评价脑血管的顺应性和弹性。

(7)脉动指数(PI):PI=$(V_s-V_d)/V_m$,描述血管搏动性。

(8)阻力指数(RI)RI=$(V_s-V_d)/V_s$,反映血管的阻力变化。

2.正常值

SD 正常值 2.3±0.4;PI 正常值 0.65～1.10;RI 正常值 0.5～0.8。

正常脑底动脉血流速度排列顺序依次为:MCA＞ICA＞ACA＞CS＞PCA＞BA＞VA＞PICA＞OA。

两侧对应动脉,尤其是 MCA,正常情况下血流速度相近。两侧流速差大于 25% 时有意义。随着年龄增长,脑血流速度逐渐减慢,PI、RI 则逐渐增大。女性脑血流速度略快于男性。

TCD 结果判定时,要依据检测参数的变化,还应结合频谱图形、音频信号、血流方向等因素综合分析。正常频谱图近似一直角三角形,有三峰。收缩峰 S;陡直,为最高峰;第二峰 S_2 略低,其后有一明显切迹;切迹之后即舒张峰 D 峰。三峰依次降低,D 峰之后平稳下降。音频信号音调应平滑柔和,呈微风样,不应闻及杂音。血流方向若有改变,则提示有盗血现象或有侧支循环建立。

TCD 结果可受年龄、PCO_2、血黏度、心功能、血细胞比容、药物等因素影响,且与操作技术有关,故分析时要密切结合临床。

(四)临床应用

1.脑血管狭窄和闭塞

正常情况下,颈总动脉血流的 70% 进入颈内动脉;正常心脏每分钟搏出血流 5000mL,15%～20% 供应脑组织。双侧颈内动脉通过的血流量占全脑血流量的 85%,每分钟约有 350mL 通过双侧颈内动脉;每侧椎动脉每分钟有 100mL 血流通过。故 TCD 的早期诊断极为重要。由于引起脑梗死的动脉病变程度和部位不同,故 TCD 的所见亦各异:①该动脉狭窄程度在 75% 以下,则受检段 Vm 增快;②完全或大部闭塞,则流速减慢或动脉血流信号强度明显减弱或消失;③当闭塞部超出了 TCD 的检测范围,闭塞动脉近端可有局部流速减低;④动脉病变位于远端分支者,TCD 可无异常;⑤重度狭窄动脉亦可见 1～2 支分支流速增快的,但少见;

⑥近心大动脉狭窄包括锁骨下动脉在内,可有颈动脉系统分支流速增快,但为全长性,且呈黄色显示;⑦一侧 MCA 急性梗死时病灶侧或对侧脑底动脉环的各分支包括椎-基底动脉系统可有侧支代偿性流速增快,但以同侧 ACA 及对侧 MCA、ACA 为主,提示脑侧支循环的建立。

2.脑血管畸形

儿童及青年多见。当受检动脉是中等或较大的 AVM 供养动脉时,流速可增快,故可与脑梗死的局部狭窄动脉相区别,90%的 AVM 位于幕上,多发于 MCA 供血区,其次为 ACA,最多见于顶叶,其余依次为额、颞、枕叶。TCD 特点为低阻力、高流量;血流速度可高于正常 2～3倍,V_s/V_d 比值明显减低(因舒张期流速相对增高显著),PI 值减低。血流频谱特点为频谱基底增宽,舒张期边缘不整,失去线性下降特点;如 ACA 血流逆转,可有盗血现象。在 CO_2 试验中,当 PCO_2 增加,而脑血流量无明显增加,TCD 对大中型 AVM(直径超过 2cm)的检测敏感性为 95%;小型者则敏感性低。颈动脉压迫试验,正常时 MCA 压迫后血流信号迅速降低,经1～2 次心搏后又渐恢复;在 AVM 则下降及上升均不显著,过度换气亦无明显变化。

Moya-Moya 病为儿童为主的颅底血管畸形,在三维 TCD 有下列特点:①血流速度呈快慢混合流速,可有节段性异常;②血管轨迹分布呈大型团块异常血流信号,正常血管信号全失;③双侧颅内外脑底多动脉异常频谱形态,流速流量异常。

3.蛛网膜下隙出血及脑血管痉挛

占急性 CVD 中的 13%～15%,可发生于任何年龄(3～94 岁),但以 30～40 岁多见。由于动脉瘤或 AVM 所致者为多见。在重度颅脑外伤亦可见继发性蛛网膜下隙出血及血管痉挛,TCD 可进行无创性动态观察;当有动脉痉挛时 Vm MCA 可达 200～500mL/min,且 TCD 检测可先于症状数小时出现异常;为早期监测的重要手段。收缩期可见高尖频谱。SAH 后 6～12d 可出现迟发性再出血,亦可用 TCD 动态监测,以利及早治疗。

4.脑动脉瘤

破裂出血者占 51%,好发于青、中年,10 岁以下及 80 岁以上者少见。先天性动脉瘤多发于 Willis 环前半部,其中颈内动脉系统者占 85%,多发性动脉瘤约占 20%。TCD 特点:①流速减低,涡流频谱形态,声频信号减弱(当测到瘤体时);②阻力增高,PI 增高;③当测到瘤蒂部位则有高流速。TCD 检测应反复进行。

5.锁骨下盗血综合征

病因老年以动脉硬化为主,青年以下者以大动脉炎为多。患者上肢麻木无力,脉搏减弱或消失,颈部动脉有杂音,血流可通过患侧椎动脉,逆流入锁骨下动脉,达上肢。椎动脉 TCD 特点:①椎动脉血流方向逆转。若同侧伴椎动脉狭窄,频谱可见收缩期高尖窄波及舒张期低流速波;健侧椎动脉流速代偿性升高。②锁骨下动脉严重狭窄,仅有微弱血流信号或无信号;双侧桡动脉血流明显减低,血管阻力下降,收缩峰圆钝,失去外周血流波形特点,而类似颅内频谱特征。

6.偏头痛

发作间期约 1/2 病例 TCD 显示正常;发作期普通偏头痛,由于血管扩张呈低流速;但典型偏头痛发作时,可有高流速。

7.TCD 监测技术

(1)颅内压增高:由于程度不同,故 TCD 频谱各异。①正常频谱:流速、脉动指数、阻力指数均正常,提示脑血流自动调节功能好;②高阻力型:两期流速均减低,收缩峰变尖,阻力指数明显增高,此时颅内压已接近体动脉舒张压水平;③舒张期逆行血流图形:收缩期正向血流,波形尖、流速低,舒张期血流逆向,颅内压已超过体动脉舒张压水平;④无血流:当颅压超过体动脉压,即脑灌注压为零时,TCD 无信号,收缩峰极小,舒张峰逆转,颅内压已超过体动脉收缩压水平。

(2)神经外科手术的监测:目前 TCD 监测已应用于术中,传感器 20MHz,可消毒,在开颅手术时可行监测;可无创伤性 24h 连续监测,进而对脑血管自动调节功能、脑灌注量的高低和术后血管是否再通等提供有意义的实时信息。

(3)脑死亡的监测:脑死亡时,TCD 可显示 3 种频谱图形,分 3 个阶段。①舒张期逆行血流图形;②极小的收缩峰图形;③逐渐演变为无血流图形。脑死亡患者的流速一般在 $-4\sim$ $+4cm/s$。脑死亡的 TCD 敏感性为 91.3%,特异性为 100%;但必须和临床体征相结合。

(4)多通道微栓子的动态监测:20 世纪 90 年代初由于 TCD 多导仪的问世,结合双功能经颅超声仪、MRA 及颅内外血管造影联合检测结果,微栓子的形成过程可因颅内、外动脉粥样硬化斑块脱落,心脏人工瓣膜置换术,颈动脉内膜剥离术,心律失常及动脉内膜溃疡及附壁血栓形成等病因,导致微栓塞,临床可表现为 TIA;如不及时发现及治疗,则其中 1/3 的患者在数年内可发展为完全性脑梗死,另 1/3 病例经多次 TIA 发作致残,仅 1/3 病例可缓解。目前早期监测及手术前、中、后的多通道微栓子经颅超声动态监测已成为可能。近年来少数国内大医院及国外资料表明。可采用多通道 TCD 微栓子监测仪及自动调节探测深度的传感器,对颅内、外及双侧脑底动脉进行连续、同步监测,包括其数量、栓子性质(可由纤维素、血小板、白细胞、红细胞、胆固醇结晶分别组成)。

栓子信号的特征为高强度短暂信号:①瞬间即逝,可持续 $0.01\sim0.1s$;②频谱呈单向性;③音频信号和谐如鸟鸣或哨笛声;④声强高于背景血流,频谱至少为 $3\sim5dB$。而伪迹信号频谱主要为双向,且宽,具有噪音性(喀喀声),栓子概率曲线明显大于伪迹信号。人工心脏瓣膜置换术中 HITS 出现率高达 90%,信号强度均明显高于颈动脉狭窄者,且多出现于心动周期舒张期;而 MCA 者出现率达 51%,有症状的颈动脉狭窄者 HITS 出现率为 82%,无症状者则仅 16%。

二、彩色双功能超声检查

(一)基本原理

彩色双功能多普勒超声检查系统是由 B 超成像系统、多普勒血流测定系统和彩色实时血流显像系统三部分组成,采用运动目标显示器提取血流信号,通过自相关技术、彩色数字扫描转换和彩色编码技术,在显示屏上显现黑白实时二维声像图叠加彩色的实时血流图像,并可同时显示脉冲或连续波血流频谱。它以红、蓝显示血流方向;以色彩深浅表示平均流速;有无掺和其他色彩表示有无湍流或涡流,能显示颈部动脉血管的纵向和横向剖面结构,显示并测量出血管内斑块、钙化、溃疡的形态、范围和血管狭窄的程度,同时能测定血管内血流速度、方向及流量。

(二)多普勒血流信号频谱显示

1.频谱分析

把形成血流复杂振动的各个简谐振动的频率和振幅找出来,列成频谱,称为频谱分析。采用的方法是快速傅立叶(FFT)频谱分析法,该法是通过微处理机来执行的。

2.频谱显示

频谱图上横坐标代表血流持续时间,以 s(秒)为单位。纵坐标代表速度(或频移)大小,用 cm/s(厘米/秒)为单位。动脉由于受心脏泵血影响表现出的波形分为收缩期峰和舒张期末。"收缩期峰值流速"指在心动周期内达到收缩峰频率和峰速的位置;"舒张期末"指将要进入下一个收缩期的舒张期最末点;在波型下方无频率显示区域称为窗。窗清晰或充填在一定程度上反映了血流状态,层流时速度分布范围小,窗则清晰;湍流时速度分布范围大,窗则充填。"中间水平线"(横坐标)代表零频移线即基线。在基线上面频谱图为正相频移,血流朝向探头;在基线下面则为负向频移,血流方向背离探头。但也可互相反映。"频带宽度"表示频移在垂直方向上的宽度,即某一瞬间采样血流中血细胞速度分布范围的大小,加速度分布范围大,频带则宽,反之频带窄。"频谱亮度"即信号幅度,它表示某时刻取样容积内流速相同的红细胞数目多少,数目多,则散射回声强,亮度明亮(灰阶级高),反之则暗。

3.波型分析

灰阶频谱波形的形态及振幅高低包含了血流阻力的信息。

4.血流阻力的判断

通过"收缩期"和"舒张期"振幅的高低可以判断出血流阻力,高阻力低流速或低阻力高流速。

5.血流方向的判断

基线上下的波形反映了某一时刻取样处的血流方向。

6.血流速度范围的判断

频带宽度反映了某一时刻取样处红细胞速度分布范围的大小。对判断血流状态即层流、逆流或涡流有帮助。

(三)检查方法

1.探头的选择

颈部动脉血管超声检查选择 50～100MHz 频率探头。颅内血管则采用 2.5MHz 扇形扫描探头,但目前的探头还不能完全检出颅内的血管,检出率约 30%,特别是颅板厚的人,尤其是老年人更为困难。

2.具体操作

(1)颈部动脉检测方法:首先从颈根部横扫,右侧可见无名动脉、右锁骨下动脉和颈总动脉起始段。左侧可见部分主动脉弓、左锁骨下动脉和颈总动脉起始段。探头沿颈总动脉的横切面逐次向上扫查,其外是颈内静脉。探头移至甲状软骨上缘时,可见一膨大区(颈动脉窦)和两条血管的横切面,即颈内、外动脉。颈内动脉最初位于颈外动脉的后外侧,但很快就到了它的后内侧。纵切面后前位扫查颈根部开始逐次向上移动。可显示颈总动脉、颈总动脉分叉部和颈内、外动脉。椎动脉位于颈总动脉的后方,当图像显示颈总动脉后,将探头向内后侧稍倾斜,即可见在横突孔穿行的椎动脉,各横突孔内段椎动脉受骨质遮挡而显示不清,椎动脉只能呈节段性显示。

(2)颅内动脉血管的检测方法:包括颈内动脉终末段(ICA)、眼动脉(OA)、大脑前动脉(ACA)、前交通动脉、大脑中动脉(MCA)、后交通动脉、大脑后动脉(PCA)、基底动脉(BA)和两支颅内椎动脉、小脑下后动脉。经颞骨窗口显示出颅内主要动脉的走行及血流方向,如颈内动脉终末段、大脑前动脉、大脑中动脉、大脑后动脉、基底动脉分叉处。经眼窗口显示出颈内动脉虹吸段和眼动脉血管。经枕骨大孔声窗检测椎动脉颅内段、小脑下后动脉和基底动脉。

3.检查内容

(1)二维扫查:血管走形是否正常,有无变异。血管管腔是否均匀,有无局限性扩张、狭窄、膨出、扭曲等,观察管壁厚度、回声,内膜有无增厚或厚薄不均。管腔内有无斑块,斑的回声、分型;有无血栓及血栓的范围、分期等。

(2)彩色多普勒:血流方向是否正常,血流性质是层流、湍流还是涡流。血流速度是高速还是低速。动静脉之间有无异常交通或瘘管形成,有无喷射性血流等。

(3)脉冲多普勒:观察血流方向、流速,血流性质,测定有关的血流参数。

(四)颈部及颅内动脉血管彩色超声图像

1.颈部动脉彩色超声图像

(1)颈动脉:即颈总动脉,颈内、外动脉,内径由最宽依次降低,并有随年龄增长而增宽的趋势,最宽处为颈总动脉球部,即分叉处。颈动脉具有搏动性,内膜光滑,连续性好,管腔内为色彩充填丰富的向颅血流,除在颈总动脉分叉处可有五彩镶嵌的花色血流外,余均为层流。脉冲多普勒呈单向三峰图,频带窄,有空窗。颈内动脉供应大脑血流,系低阻力型血管,频谱显示上升、下降速率都较慢,三峰不明显;颈外动脉则相反,它供应头面部的血流,系高阻力型血管,频谱显示上升、下降速率都很快,在收缩期末,有时可见反向波;颈总动脉介于前二者之间,分叉处血流频谱复杂多样,一般为低速双向湍流频谱,空窗消失。颈动脉内中膜厚度男性大于女性,且随年龄增加而增厚,尤以分叉处为甚。各年龄组之间均有显著性差异。颈总动脉内中膜厚度正常值小于1mm,分叉处厚度定为小于1.2mm。

(2)椎动脉:亦为进颅血流,管腔内的血流呈节段性显示。其脉冲多普勒频谱为低阻力正向频谱,但频谱的振幅较低。

2.颅内动脉血管彩色超声图像

(1)经颞侧声窗检查:色彩定标为血流朝向探头时为红色,背离探头时为蓝色。①同侧大脑中动脉为红色血流,脉冲多普勒频谱为正相频移,收缩期两个峰,第一峰高尖,第二峰圆钝。②同侧大脑前动脉交通前段血流为蓝色,负相频移。③颈内动脉终末段的血流方向与声束的角度不同而显示不同的色彩,如果血流向两个方向流动可出现双相多普勒频谱,如果声束与血流方向夹角超过90°可不显示颜色。④同侧大脑后动脉交通前段血流为红色,正相频移;对侧大脑后动脉显示蓝色血流及负相频移;基底动脉分叉处为双向血流。双相频谱。

(2)经眼窗检查:①眼动脉血流方向朝向探头显示红色,正相频移。②颈内动脉:海绵段呈红色,而床突上段为蓝色,频谱分别呈正相、负相。前膝部动脉出现红蓝双色混叠的花色血流,双相频移。

（3）经枕骨大孔检查：显示颅内两支椎动脉与基底动脉融合呈"Y"形。因血流背离探头显示蓝色，负相频移。部分患者在此切面椎动脉的两侧能见到小脑下后动脉，呈红色，正相频移。脑血管血流速度各不相同，大脑中动脉血流速度最高，依次为大脑前动脉、颈内动脉、基底动脉、大脑后动脉和椎动脉。两侧相应的动脉血流速度无显示差别。血流速度随年龄的增长而呈下降趋势。

相对于成人来说，大脑中动脉主干长 1.5cm（0.3～1.8cm），外径约为 0.3cm（0.15～0.4cm）；大脑前动脉交通前段左侧粗而短，右侧细而长，管径约 0.2cm；大脑后动脉交通前段管径约 0.30cm，交通后段管径约 0.33cm；颈内动脉床突上段长约 1.34cm（0.8～1.8cm），外径 0.48cm；颅内段椎动脉平均长约 2.54cm，外径约 0.33cm，两侧无显著性差异。基底动脉全长约 2.6cm（1.6～3.1cm），下段外径 0.54cm，中段 0.45cm，上段 0.44cm。

第四节　神经系统电生理检查

一、脑电图

脑电图（EEG）是脑生物电活动的检查技术，通过脑电图机将脑部自发性的有节律的生物电活动加以放大和记录，以反映脑功能状态，是癫痫诊断和分类的最客观的手段。

（一）检测方法

电极安放采用国际 10～20 系统电极放置法，参考电极通常置于双耳垂。电极可采用单极和双极的连接方法。开颅手术时电极可直接置于暴露的大脑皮质表面，也可将电极插入颞叶内侧的海马及杏仁核等较深部位。进行脑电图检查时，还可以通过一些特殊的手段诱发不明显的异常电活动，最常用的方法如睁闭眼、过度换气、闪光刺激、睡眠诱发试验等，还有戊四氮或贝美格静脉注射药物诱发试验等。

（二）正常脑电图

1.正常成人脑电图

在清醒、安静和闭眼放松状态下，脑电的基本节律是 8～13Hz 的 α 节律，波幅 20～100μV，主要分布在枕部和顶部；β 活动频率为 14～25Hz，波幅为 5～20μV，主要分布在额叶和颞叶；部分正常人在大脑半球前部可见少量 4～7Hz 的 θ 波。频率 4Hz 以下为 δ 波，清醒状态下几乎没有，但入睡可出现，而且由浅入深逐渐增多。频率为 8Hz 以下的脑电波称为慢波。

2.儿童脑电图

与成人不同，儿童的脑电图以慢波为主，随着年龄增加慢波逐渐减少，而 α 波逐渐增多，14～18 岁接近于成人脑电波。

3.睡眠脑电图

根据眼球运动可分为：

（1）非快速眼动相或慢波相（NREM）：第 1 期（困倦期），由清醒状态向睡眠期过渡阶段，α节律逐渐消失，被低波幅的慢波取代，在顶部出现短暂的高波幅双侧对称的负相波称为 V 波；

第 2 期(浅睡期),在低波幅脑电波的基础上出现睡眠纺锤波(12～14Hz);第 3、4 期(深睡期),第 3 期在睡眠纺锤波的基础上出现高波幅慢波(δ 波),但其比例在 50％以下,第 4 期睡眠纺锤波逐渐减少至消失,δ 波的比例达 50％以上。

(2)快速眼动相(REM):从 NREM 第 4 期的高波幅 δ 波为主的脑电图变为以低波幅 θ 波和间歇出现的低波幅 α 波为主的混合频率脑电图。

(三)常见的异常脑电图

1.弥漫性慢波

背景活动为弥漫性慢波,是最常见的异常表现,无特异性。可见于各种原因所致的弥漫性脑损害、缺氧性脑病、CNS 感染性疾病、CNS 变性病及脱髓鞘性脑病等。

2.局灶性慢波

见于局灶性癫痫、单纯疱疹脑炎、脑脓肿、局灶性硬膜下或硬膜外血肿等。

3.三相波

一般为中至高波幅频率为 1.3～2.6Hz 的负－正－负或正－负－正波。主要见于 Creu-tzfeldt－Jakob 病(CJD)、肝性脑病和其他原因所致的中毒代谢性脑病。

4.癫痫样放电

包括棘波、尖波、棘慢波综合、多棘波、尖慢复合波、多棘慢复合波及高幅失律波等。50％以上患者在癫痫发作的间期也可记录到癫痫样放电,放电的不同类型则通常提示不同的癫痫综合征,如多棘波和多棘慢复合波通常伴有肌阵挛,见于全身性癫痫和光敏感性癫痫等。双侧同步对称,每秒 3 次重复出现的高波幅棘慢复合波提示失神小发作等。

(四)脑电图的临床应用

EEG 检查主要用于癫痫的诊断分类和病灶的定位;对区别脑部器质性或功能性病变和弥漫性或局限性损害以及脑炎、中毒性和代谢性等各种原因引起脑病等的诊断均有辅助诊断价值。

(五)脑电地形图(BEAM)

BEAM 是利用计算机技术将多导原始脑电信号进行二次处理,将脑电信号转换成能定量反映大脑功能变化的分布图像,把复杂多变的脑功能变化以易懂的图形显示,并用不同颜色的图像进行显示的一项检查技术。其优点是能将脑的功能变化与形态定位结合起来,图像直观、形象、定位较准确。缺点是不能反映脑电波形及各种波形出现的方式等,因此不能将脑电图取而代之,两者结合更有意义。脑电地形图最主要的临床应用价值在于脑血管病的早期诊断、疗效及预后评价等。

二、脑磁图

脑磁图(MEG)是对脑组织自发的神经磁场的记录,与脑电图不同,但有密切相关性。MEG 是目前最先进的磁源成像技术,它采用低温超导技术(SQUID)实时地测量大脑磁场信号的变化,将获得的电磁信号转换成等磁线图,并与 MRI 解剖影像信息叠加整合,形成具有功能信息的解剖学定位图像,具有极高的时间和空间分辨率。脑磁图是一种对人体完全无创性、无放射性的脑功能图像探测技术,对患者没有任何危险性。该技术始于 20 世纪 70 年代,20 世纪90 年代开始用于临床研究,但因价格昂贵等原因尚未作为常规辅助检查手段应用于临床。

与 EEG 比较,MEG 有良好的空间分辨能力,可检测出直径小于 3.0mm 的癫痫灶,定位误差小和灵敏度高,而且可与 MRI 和 CT 等解剖学影像信息结合进行脑功能区定位和癫痫放电的病灶定位,有助于难治性癫痫的外科治疗。目前主要应用于癫痫诊断和致癫痫灶的手术前定位,神经外科手术前大脑功能区定位,缺血性脑血管病预测和诊断,精神病和心理障碍疾病的诊断,外伤后大脑功能的评估和鉴定,司法鉴定和测谎应用,及语言、视觉、听觉、体感诱发等的研究。

三、脑诱发电位

诱发电位(Eps)是中枢神经系统在感受体内外各种特异性刺激所产生的生物电活动,该项检查也是脑的电活动测定技术,用以了解脑的功能状态。绝大多数诱发电位(又称信号)的波幅很小,仅 $0.1\sim20\mu V$,湮没在自发脑电活动(波幅 $25\sim80\mu V$)或各种伪迹(统称噪声)之中,必须采用平均技术与叠加技术:即给予重复多次同样刺激,使与刺激有固定时间关系(锁时)的诱发电活动逐渐增大而显露。目前能对躯体感觉、视觉和听觉等感觉通路以及运动通路、认知功能进行检测。

(一)躯体感觉诱发电位(SEP)

躯体感觉诱发电位(SEP)是刺激肢体末端感觉神经,在躯体感觉上行通路不同部位记录的电位。SEP 起源于周围神经中直径较大的快速传导的有髓传入纤维。SEP 能评估周围神经及其近端(如神经根)、脊髓后索和有关神经核、脑干、丘脑、丘脑放射及皮质感觉区的功能状态。

1.检测方法

刺激电极置于周围神经干体表部位,在感觉传入通路的不同水平及头皮相应的投射部位记录其诱发电反应。常用的刺激部位为上肢的正中神经和尺神经,下肢的胫后神经和腓总神经等。上肢记录部位通常是 Erb 点、C_7 或 C_2 棘突及头部相应的感觉区;下肢记录部位通常是臀点、T_{12} 颈部棘突及头部相应的感觉区。

2.波形的命名

SEP 各波的命名原则是极性+正常平均潜伏期(波峰向下为 P,向上为 N),例如潜伏期为 21 ms,波峰向上的波称为 N21。

3.SEP 各波的起源

正中神经刺激对侧顶点记录(头参考)的主要电位是 P14、N20、P25 和 N35,周围电位是 Erb 点(N9)和 C(N11,N13);胫后神经刺激顶点(Cz')记录的主要电位是 N31、P40、N50 和 P60,周围电位是臀点(N16)和 T_{12}(N24)。N9 为臂丛电位,N11 可能来源于颈髓后索,N13 可能为颈髓后角突触后电位,N14/P14 可能来自高颈髓或延髓,N20 来自顶叶后中央回(S)等,P40 可能来自同侧头皮中央后回,N50 可能来自顶叶 S 后方,P60 可能来自顶叶偏后凸面。

4.SEP 异常的判断标准和影响因素

SEP 异常表现为波形消失或低平、各波潜伏期和间期延长、两侧潜伏期差明显增大等。SEP 异常的判断标准如下。

(1)潜伏期>平均值+3 个标准差(SD)。

(2)波幅明显降低伴波形分化不良或波形消失。

（3）双侧各相应波幅差值＞50％。影响因素：主要是年龄、性别、温度、身高，检测中应注意肢体皮肤温度应保持在 34℃ 左右。

5.SEP 的临床应用

可用于各种感觉通路受损的诊断和客观评价，检测周围神经、神经根、脊髓、脑干、丘脑及大脑的功能状态。主要应用于吉兰－巴雷综合征（GBS）、颈椎病、后侧索硬化综合征、多发性硬化（MS）、亚急性联合变性及脑血管病等，还可用于脑死亡的判断和脊髓手术的监护等。

（二）视觉诱发电位（VEP）

VEP 指头皮记录的枕叶皮质对视觉刺激产生的电活动。

1.检测方法

通常在光线较暗的条件下进行，检测前应粗测视力并行矫正。检测方法有模式翻转刺激技术诱发 VEP（PRVEP）和闪光刺激 VEP。PRVEP 的优点是波形简单易于分析、阳性率高和重复性好，而闪光刺激 VEP 受视敏度影响小，适用于 PRVEP 检测不能合作者。

2.波形的命名

PRVEP 是一个由 NPN 组成的三相复合波，分别按各自的平均潜伏期命名为 N75，P100、N145。正常情况下 P100 潜伏期最稳定而且波幅高，是最为可靠的成分，是分析 VEP 时最常用的波形。

3.VEP 异常的判断标准和影响因素

VEP 异常表现为潜伏期延长、波幅降低或消失。VEP 异常的判断标准如下。

（1）潜伏期＞平均值＋3SD。

（2）波幅＜3μV 以及波形分化不良或消失。

（3）两眼间 P100 差值大于 8～10ms。VEP 主要受视力、性别和年龄的影响。

4.VEP 的临床应用

视通路病变，特别对多发性硬化（MS）患者可提供早期视神经损害的客观依据。

（三）脑干听觉诱发电位（BAEP）

BAEP 指经耳机传出的声音刺激听神经而经头皮记录的电位，BAEP 不受受试者意识状态的影响。

1.检测方法

多采用短声刺激，刺激强度 50～80dB，刺激频率 10～15Hz，持续时间 10～20ms，叠加1000～2000 次。记录电极通常置于 Cz，参考电极置于耳垂或乳突，接地电极置于 FPz，双耳分别测试。

2.波形的命名

正常 BAEP 通常由 5 个波组成，依次以罗马数字命名为Ⅰ、Ⅱ、Ⅲ、Ⅳ、Ⅴ。特别是Ⅰ、Ⅲ和Ⅴ波更有价值。

3.BAEP 各波的起源

Ⅰ波起于听神经；Ⅱ波耳蜗核，部分为听神经颅内段；Ⅲ波上橄榄核；Ⅳ波外侧丘系及其核团（脑桥中、上部分）；Ⅴ波下丘的中央核团区。

4.BAEP 异常判断标准

BAEP 异常的主要表现为以下几个方面。

(1)各波潜伏期延长＞平均值＋3SD,和(或)波间期延长＞平均值＋3SD。

(2)波形消失或波幅Ⅰ/Ⅴ值＞200％。

(3)(Ⅲ～Ⅴ)/(Ⅰ～Ⅲ)比值＞1.0。

5.BAEP 的临床应用

可客观评价听觉检查不合作者、婴幼儿和歇斯底里患者有无听觉功能障碍;有助于多发性硬化的诊断,特别是发现亚临床病灶;动态观察脑干血管病时脑干受累的情况,帮助判断疗效和预后;脑桥小角肿瘤手术术中监护;监测耳毒性药物对听力的影响;脑死亡诊断和意识障碍患者转归的判断等。

(四)运动诱发电位(MEP)

运动诱发电位(MEP)包括电刺激以及磁刺激。该技术是 Barker 等(1985 年)建立的,克服了以往电刺激所致剧痛等缺点,磁刺激近年来被广泛应用于临床,为运动通路中枢传导时间的测定提供了客观依据。经颅磁刺激运动诱发电位(TMSMEP)指经颅磁刺激大脑皮质运动细胞脊神经根及周围神经运动通路,在相应的肌肉上记录的复合肌肉动作电位。MEP 的主要检测指标为各段潜伏期和中枢运动传导时间(CMCT)。

1.检测方法

上肢 MEP 检测是将磁刺激器置于上肢对应的大脑皮质运动区 C_7 棘突和 Erb 点,在拇短展肌等肌肉上记录诱发电位;下肢 MEP 测定是将磁刺激器置于下肢对应的大脑皮质运动区、L_4 棘突及腘窝,在胫前肌和伸趾短肌上记录诱发电位。

2.异常的判断标准及影响因素

异常的判断标准为:各波潜伏期或 CMCT 延长＞平均值＋2.58SD、上肢易化状态下波形消失。各波潜伏期与身高有明显的相关性,而 CMCT 与身高无相关性。

3.MEP 的临床应用

主要用于运动通路病变的诊断,如多发性硬化(MS)、肌萎缩侧索硬化、脊髓型颈椎病、脑血管病等。

(五)事件相关电位(ERP)

事件相关电位(ERP)指大脑对某种信息进行认知加工(注意、记忆和思维等)时,通过叠加和平均技术在头颅表面记录的电位,也称内源性事件相关电位,是人对外界或环境刺激的心理反应。ERP 可通过听觉、视觉、体感刺激,从头皮上记录到一组神经元所发出的电活动,但与SEP、BAEP 及 VEP 有着本质的不同。要求受试者对刺激进行主动反应,受心理状态的影响明显。潜伏期在 100ms 以上,为长潜伏期电位,主要反映认知过程中大脑的电生理变化。ERP 中应用最广泛的是 P300 电位。

1.检测方法

将能区分开的两种或两种以上的感觉刺激随机编排成刺激序列,小概率、不规律出现的刺激称为靶刺激,另一种为非靶刺激。受试者选择性注意靶刺激,在靶刺激呈现后 250～500ms内从头皮上记录的正性电位称为 P300。受试者必须保持清醒状态,瞌睡和注意力不集中均影响 P300 的结果。P300 潜伏期与年龄呈正相关,波幅与年龄的关系尚不肯定,但 70 岁以后波幅逐渐降低。

2.P300 临床应用

用于各种大脑疾病(包括痴呆、帕金森综合征、抑郁症、酒精中毒等)引起的认知功能障碍的评价,还有学者将 P300 电位用于测谎等研究。

四、肌电图

狭义肌电图(EMG)指同心圆针电极插入肌肉后,记录的肌肉安静状态下和不同程度收缩状态下的电活动。广义 EMG 指记录肌肉在安静状态、随意收缩及周围神经受刺激时各种电生理特性的技术,包括神经传导速度、重复神经电刺激、单纤维肌电图及巨肌电图等。常规 EMG 检查的适应证为脊髓前角细胞及其以下的病变。

(一)EMG 检测步骤及正常所见

1.静息状态

包括插入电位和自发电位。插入电位指针电极插入时引起的电活动,正常人变异较大;自发电位指终板噪音和终板电位,后者波幅较高,通常伴有疼痛,动针后疼痛消失。

2.轻收缩状态

观察运动单位动作电位(MUAPs),它是单个前角细胞支配的所有肌纤维同步放电的总和。就 MUAPs 的时限、波幅,波形及多相波百分比而言,不同肌肉各其不同的正常值范围。

3.大力收缩状态

观察募集现象,指肌肉在大力收缩时运动单位的多少及其发放频率的快慢。正常情况下,肌肉在轻收缩时只有阈值较低的 I 型纤维运动单位发放,其频率为 5～15Hz;在大力收缩时,原来已经发放的运动单位频率加快,同时阈值高的 II 型纤维参与发放,肌电图上呈密集的相互重叠的难以分辨基线的许多运动单位电位,即为干扰相。

(二)异常 EMG 所见及其意义

1.插入电位的改变

插入电位减少或消失见于严重的肌肉萎缩、肌肉纤维化和脂肪组织浸润以及肌纤维兴奋性降低等;插入电位增多或延长提示肌肉易激惹或肌膜不稳定,见于神经源性和肌源性损害。

2.异常自发电位

(1)纤颤电位:由失神经支配的肌纤维对乙酰胆碱的敏感性增高或肌肉细胞膜电位的稳定性下降所致的单个肌纤维的自发放电。其波形多为双相,起始为正相,时限 1～5ms,波幅一般为 20～200μV。纤颤电位通常在神经损伤 2～3 周出现,随着神经再生逐渐减少或消失。见于神经源性损害和肌源性损害。

(2)正锐波:其产生机制及临床意义同纤颤电位,波形特点为双相,起始为一正相,之后为一时限较宽、波幅较低的负向波,形状似"V"形,时限为 10～100ms。

(3)束颤电位:指在安静状态下出现单个或部分运动单位支配的肌纤维自发放电,波形与正常的运动单位电位类似。见于神经源性损害。

3.肌强直放电

肌强直放电是肌肉自主收缩或受机械刺激后出现的节律性放电,与安静时肌膜氯离子通透性减小有关。波幅通常为 $10\mu V\sim1mV$，频率为 $25\sim100Hz$。放电过程中波幅和频率逐渐衰减，扩音器可传出"飞机俯冲或摩托车减速"样声音。见于各种原因所致的肌强直，如萎缩性肌强直、先天性肌强直、副肌强直及高钾型周期性瘫痪等。

4.异常 MUAPs

(1)神经源性损害：表现为 MuAPs 时限增宽、波幅增高及多相波百分比增高，见于脊髓前角细胞病变、神经根病变、神经丛和周围神经病等。

(2)肌源性损害：表现为 MUAPs 时限缩短，波幅降低及多相波百分比增高，见于进行性肌营养不良、炎性肌病和其他原因所致的肌病。

5.异常募集相

(1)单纯相：指肌肉大力收缩时，参加发放的运动单位数量明显减少，在肌电图上表现为单个独立的电位，见于神经源性损害。

(2)混合相：参加发放的运动单位数量部分减少，表现为大力收缩时单个独立的电位和部分难以分辨的电位同时存在，可见于神经源性损害。见于神经源性损害。

(3)病理干扰相：肌纤维变性坏死使运动单位变小，在肌肉大力收缩时参与募集的运动单位数量明显增加，表现为低波幅干扰相，被称为病理干扰相，见于各种原因导致的肌源性损害。

(三)EMG 的临床应用

EMG 主要用于辅助诊断及鉴别神经源性损害和肌源性损害；有助于发现亚临床病灶或容易被忽略的病灶，如早期运动神经元病、深部肌肉萎缩、肥胖儿童的肌肉萎缩；结合神经传导速度的结果，有助于对脊髓前角细胞、神经根和神经丛的病变定位。四肢、胸锁乳突肌和脊旁肌 EMG 对运动神经元病的诊断有重要价值。

五、神经传导速度

神经传导速度(NCV)是用于评定周围神经传导功能的一项诊断技术，通常包括运动神经传导速度(MCV)、F 波、H 反射和感觉神经传导速度(SCV)的测定。

(一)测定方法

1.MCV 测定

(1)电极放置：刺激电极置于神经干，阴极置于神经远端，阳极置于神经近端，两者相隔 $2\sim3cm$；记录电极置于肌腹；参考电极置于肌腱；地线置于刺激电极和记录电极之间。

(2)测定方法及 MCV 的计算：超强刺激神经干远端和近端，在该神经支配的肌肉上记录复合肌肉动作电位(CMAPs)，测定其不同的潜伏期，用远端和近端之间的距离除以两点间潜伏期差，即为神经的传导速度。计算公式为：神经传导速度(m/s)＝两点间距离(cm)×10/两点间潜伏期差(ms)。波幅的测定通常取峰—峰值。

2.SCV 测定

(1)电极放置：刺激手指或脚趾末端，顺向性的在近端神经干收集(顺向法)，或刺激神经干而逆向的在手指或脚趾末端收集(逆向法)；地线固定于刺激电极和记录电极之间。

(2)测定方法及 SCV 计算：记录潜伏期和感觉神经动作电位(SNAPs)；用刺激电极与记录电极之间的距离除以潜伏期为 SCV。

3.F 波测定

(1)原理:F 波是以超强电刺激神经干在 M 波(CMAPs)后的一个较晚出现的小的肌肉动作电位,由运动神经回返放电引起,因首先在足部小肌肉上记录而得名。

(2)电极放置:同 MCV 测定,不同的是阴极放在近端。

(3)F 波特点:其波幅不随刺激量变化而改变,重复刺激时 F 波的波形和潜伏期变异较大,通常连续测定 10～20 个 F 波后计算其平均值,F 波的出现率为 80%～100%。

4.H 反射

(1)原理:H 反射(H－reflex)是利用较小电量刺激神经,冲动经感觉神经纤维向上传导至脊髓,再经单突触连接传入下运动神经元而引发肌肉电活动。

(2)电极放置:刺激电极置于腘窝胫神经处,记录电极置于腓肠肌肌腹,最佳刺激强度依个人不同反应而定。

(二)异常 NCV 及临床意义

MCV 和 SCV 的主要异常所见是传导速度减慢和波幅降低,前者主要反映髓鞘损害,后者为轴索损害,严重的髓鞘脱失也可继发轴索损害。NCV 测定主要用于各种原因的周围神经病的诊断和鉴别诊断,能够发现周围神经病的亚临床病灶,能区分是轴索损害还是髓鞘脱失,结合 EMG 可鉴别前角细胞、神经根、周围神经及肌源性损害等。

F 波的异常表现为出现率低、潜伏期延长或传导速度减慢及无反应等。F 波有助于周围神经病的早期诊断、病变部位的确定。由于 F 波可以反映运动神经近端的功能,对神经根病变的诊断有重要的价值,可弥补 MCV 的不足,临床用于吉兰－巴雷综合征(GBS)、遗传性运动感觉神经病、神经根型颈椎病等的诊断。H 反射相对稳定地出现于正常成人 S_1 根所支配的肌肉,其他部位则较少见。若 H 反射消失则表示该神经根或其相关的反射弧病变,临床用于吉兰－巴雷综合征(GBS)、腰椎病、腰骶神经根病变的诊断。

六、重复神经电刺激

重复神经电刺激(RNS)指超强重复刺激神经干后在相应肌肉记录的复合肌肉动作电位,是检测神经肌肉接头功能的重要手段。

(一)原理

重复神经电刺激(RNS)指超强重复刺激神经干在相应肌肉记录复合肌肉动作电位(CMAPs),是检测神经肌肉接头功能的重要手段。正常情况下,神经干连续受刺激后,CMAPs 的波幅可有轻微的波动,而降低或升高均提示神经肌肉接头病变。RNS 可根据刺激的频率分为低频 RNS(≤5Hz)和高频 RNS(10～30Hz)。

(二)测定方法

1.电极放置

刺激电极置于神经干,记录电极置于该神经所支配的肌肉,地线置于两者之间。

2.神经和肌肉的选择

通常选择面神经支配的眼轮匝肌、腋神经支配的三角肌、尺神经支配的小指展肌及副神经支配的斜方肌等;近端肌肉阳性率高,但不易固定;远端肌肉灵敏度低,但结果稳定,伪差小;高频刺激患者疼痛较明显,通常选用尺神经。

3.正常值的计算

确定波幅递减是计算第 4 或第 5 波比第 1 波波幅下降的百分比;而波幅递增是计算最高波幅比第 1 波波幅上升的百分比;正常人低频波幅递减在 10%～15%以内,高频刺激波幅递减在 30%以下,而波幅递增在 50%以下。

(三)异常 RNS 及临床意义

低频波幅递减＞15%和高频刺激波幅递减＞30%为异常,称为波幅递减,见于突触后膜病变如重症肌无力;高频刺激波幅递增＞57%为可疑异常,＞100%为异常波幅递增,见于 Lambert－Eaton 综合征。RNS 主要用于检测神经肌肉接头的功能状态,主要用于重症肌无力(MG)的诊断及和 Lambert－Eaton 综合征的鉴别。MG 表现为低频或高频刺激波幅递减,而后者表现为低频刺激波幅递减,而高频刺激波幅递增。

第五节　放射性核素检查

放射性核素显像以其功能及代谢显像为特色,对神经系统疾病的研究和诊断有其独特的价值。显像设备包括伽马照相机和发射型计算机断层扫描(ECT)。ECT 分为单光子发射计算机断层扫描(SPECT)和正电子发射计算机断层扫描(PET)两种。SPECT 使用发射单光子(γ 射线)的放射性核素,而 PET 使用发射正电子的放射性核素。PET 与 SPECT 比较,具有灵敏度及分辨率高,图像清晰,定量分析较精确等优点,是目前最理想的定量代谢显像技术,但 PET 所需的放射性核素半衰期很短,必须就近配备加速器和标记室,因而造价昂贵。

一、脑显像

正常人由于血脑屏障的功能,血液中许多物质包括一些放射性药物不能进入脑组织。因此,用这些放射性药物做脑显像时,正常脑实质呈放射性空白区。而脑部病变时,血脑屏障受到破坏,静脉注入显像剂。^{99m}Tc 淋洗液($Na^{99m}TcO_4$)后 0.5h,行伽马照相机正侧位摄片或 SPECT 扫描,病变局部可出现放射性聚集。根据聚集区的部位和形状帮助诊断脑瘤、脑梗死、硬脑膜下血肿及脑脓肿。

二、脑脊液显像

多采用腰穿注入显像剂。^{99m}Tc－DTPA 后 1、3、6、24h,分别对脊髓腔、脑池和脑室进行伽马照相机前、后及侧位摄片或 SPECT 扫描。脊髓蛛网膜下隙显像有助于诊断椎管有无阻塞及病变部位。脑池和脑室显像有助于交通性和阻塞性脑积水的术前诊断及术后随访、脑脊液鼻漏和耳漏的诊断及定位。

三、脑血流灌注显像

静脉注入能通过血脑屏障的放射性药物。^{99m}Tc－HMPAO 或 ^{99m}Tc－ECD 后 15min 行 SPECT 扫描,应用计算机软件"感兴趣区"(ROI)技术,获取各个局部的放射性计数,进行半定量比较双侧各相应部位的局部脑血流量(LCBF)。根据生理数学模型,计算出各个部位的 LCBF 和全脑平均血流量(CBF)。而采用发射正电子的 $15O－CO_2$ 为显像剂行 PET 扫描测定 LCBF，精确度较高。临床应用于短暂脑缺血发作、早期脑梗死、癫痫、Alzheimer 病、Parkinson病、Huntington 病、精神病及脑生理功能活动的研究。

四、脑代谢显像

应用 $^{18}F-FDG$ 进行 PET 显像，获取 $^{18}F-FDG$ 脑内放射性分布图，通过生理数学模型计算出局部和全脑的葡萄糖代谢率。临床应用于癫痫灶的定位、Parkinson 病和 Huntington 病的早期诊断、痴呆严重程度的评估。

五、神经受体显像

显像剂进入脑组织与受体结合后，进行 PET 或 SPECT 显像，获得神经受体分布图，根据显像剂与受体的结合密度和结合离解常数，推算出受体的数量和活性。目前可使用 PET（显像剂用 11C—NMSP）或 SPECT（显像剂用 $^{123}I-IBZM$）进行脑内多巴胺 D_2 受体显像，用于 Parkinson 病、Huntington 病以及精神病的病理生理和药理研究。使用 PET（显像剂用 11C—QNB）或 SPECT（显像剂用 $^{123}I-QNB$）进行乙酰胆碱受体显像，用于 Huntington 病和 Alzheimer 病的研究。使用 11C—Carfentanil 做显像剂进行阿片受体 PET 显像，用于戒毒治疗的疗效评估。

第六节　脑、神经和肌肉活组织检查

神经系统作为一个免疫系统特免器官，对于炎症、感染和免疫介导性疾病有其自身规律；然而作为机体的一大部分，对于自身和系统性物理化学因素的影响，又与其他组织器官拥有共同的发病机制和损害特点。同时，由于神经组织与皮肤等组织共同起源于外胚层，一些神经遗传性疾病会出现显性或者隐性的皮肤病理改变。神经病理学的任务就是通过形态学的方法研究神经系统疾病的病因、发病机制、形态结构特征、功能和代谢等方面的改变，揭示疾病的发生和发展规律，从而阐明疾病的本质。组织活检病理学研究对于疾病过程中的确切诊断具有重要的意义，有助于提高诊断和治疗效果。但是由于神经系统结构的完整性与健全的功能紧密相关，需要严格把握神经组织活检的指征。目前用于神经病理学研究的组织包括：脑和脊髓、脑脊膜、周围神经和神经节、肌肉、皮肤、直肠黏膜及其他组织。

一、脑和脊髓

脑活检一般是临床各种辅助检查的最后一个步骤，通过各种手段仍然不能确定诊断时，临床情况符合活检的适应证范围，可考虑进行脑和脊髓活检。适应证包括以下方面。

（1）神经影像学提示脑实质内存在单发或多发性病灶，各种临床证据难以确定病变的性质，可能的疾病谱为肿瘤、脱髓鞘疾病、炎症和感染。

（2）神经影像学提示脑实质内弥漫性病变，疾病谱可能为亚急性硬化性全脑炎、溶酶体或过氧化物体病、病毒性脑炎、遗传与变性疾病、朊蛋白病。

（3）神经影像学提示脑萎缩，临床表现为进行性发展的痴呆，临床疾病谱可能为阿尔茨海默病、皮克病、皮质基底节变性、路易斯小体痴呆、朊蛋白病等。

（4）神经影像学提示弥漫性硬脑膜增厚、硬脑膜炎，疾病谱可能为肿瘤播散（脑膜癌病、胶质瘤脑脊膜播散、弥漫性脑脊膜黑色素瘤、生殖细胞瘤播散、原始性神经上皮肿瘤播散）、血管炎。

二、周围神经

（一）可用于活检的神经组织

（1）后根神经节和后根：反映神经元、神经根的病变。

（2）臂丛神经：反映神经丛的病变。

（3）腓肠神经：最常用，主要为感觉神经，反映神经、血管和间质的病理变化。

（4）腓浅神经与腓短肌联合活检：可提高对风湿免疫疾病，细胞器病诊断的敏感性。

（5）闭孔神经分支（支配股薄肌神经）：反映运动神经的病理变化过程。

（二）周围神经病理学的诊断价值

1.具有诊断价值的疾病

（1）神经间质或支持组织具有特异病理改变的疾病：血管炎、类肉瘤变（结节病）、淀粉样变性（获得性和家族性）、肿瘤浸润（血管内淋巴瘤）、Fabry 病、麻风病。

（2）轴索具有特异病理改变的疾病：巨轴索性神经病、成人多聚糖体病、神经轴索营养不良症。

（3）髓鞘和（或）施万细胞异常病理改变的疾病：遗传性压力易感性神经病、抗髓鞘相关糖蛋白伴发神经病、药物中毒。

（4）周围和中枢神经系统沉积病：球形细胞白质营养不良症、异染性白质营养不良症、唾液酸病、Farber 病、Tangier 病等。

2.具有诊断参考价值的疾病

包括 Charcot－Marie－Tooth 神经病 1 型、Dejerine－Sottas 神经病、Charcot－Marie－Tooth 神经病 4B 型、慢性炎性脱髓鞘多发性神经根神经病、糖尿病神经病变、轴索性神经病、神经束膜炎、沃勒变性、神经再生。

三、肌肉

肌肉活检适用于风湿免疫疾病并发多发性肌炎、进行性肌营养不良症、先天性肌病、线粒体肌病等代谢性肌病，并可鉴别神经源性肌萎缩和肌源性损害。

第三章　神经系统疾病诊断原则

第一节　基本诊断

　　神经系统疾病的诊断思路,原则上讲与其他系统疾病的诊断思路似乎未有本质上的差别。但在临床诊断过程中,却显示出明显的不同之处。就神经系统疾病的基本诊断而言,作为神经专科医师,首先要判断的是患者主诉以及所表现的症状与体征,是否为真正的神经系统损害。例如患者主诉为全身酸痛、四肢无力,看似为神经系统损害,但若仔细追溯病史与体格检查,则可能为上呼吸道感染。又如患者主诉为上肢疼痛伴活动受限,则可能系肩周关节病变所致。诸如此类,从表面上看似乎为神经系统损害,实之可能为其他系统受损的现象是神经科医师在诊断过程中应予以重视并加以鉴别的问题。

　　一旦临床上确定为神经系统损害之后,要进一步分析,这种损害是原发性神经系统损害还是继发性损害。临床上脑栓塞和妊娠子痫这两种疾病并非少见,前者可在数秒或数分钟内出现肢体运动障碍或伴有语言障碍,后者则可突然出现意识障碍伴四肢强直性抽搐。从临床表现上看,这两种现象都提示为神经系统损害,但仔细分析这种现象的产生并非原发的神经系统损害,而是全身性疾病引发的继发性神经系统损害。

　　当确定为神经系统损害之后,应根据神经系统解剖知识以及生理功能进一步判定病变所在的部位及范围,谓之定位诊断。在基本明确病变部位的基础上,则需结合病史、体格检查和相应的辅助检查,综合判定病因及病理改变,谓之定性诊断。所以神经系统疾病的临床诊断思路可归纳为:首先要识别是否为神经系统损害;其次确定为继发性或原发性神经系统损害;再次要尽可能明确病变的部位;最后确定病变的性质。

第二节　定位诊断

　　长期以来,通过大量的临床实践,人们认识到神经系统的功能与神经解剖部位大致呈对应关系,即不同部位的病变会造成相应部位的功能改变。因此,神经科医师往往根据功能损害与解剖部位从空间上的对应关系和时间上的演变过程,来推断病变的部位和范围,即通常所说的定位诊断。

　　尽管定位诊断在神经系统疾病诊断中非常重要,但切忌孤立进行,也不要为了定位诊断而定位诊断,首先应注意到,一定要结合病史、体格检查来相互补充、印证,综合考虑。众所周知,当疾病发生后,随着时间的推移,病变的范围会由小逐渐变大,症状和体征也会由无到有,由轻到重,由少到多的表现出来。一般来说,越早出现的症状和体征,对判断病变部位的价值可能越大。其次我们也应注意到不是临床上出现的所有症状和体征都一定具有定位意义,所以在实践过程中,如何运用神经解剖和生理知识,仔细进行真伪辨别,也不容忽视。只有做到了正确区分何谓定位症状与体征,何谓远隔或假性定位症状和体征,才能比较客观的做出评估,最终做出正确的诊断。

由于定位诊断的思路和基础始于人们对神经系统解剖与生理功能的认识,基本上属于一种逻辑推理过程,对临床上错综复杂的症状与体征,要想达到十分精确的程度,甚至对病变侵及的范围以及对周围结构的影响等,仅凭定位诊断是不切实际的。近 20 多年来,随着神经影像学的问世与飞速发展,加之电生理和其他辅助检查,为神经系统定位诊断提供了更充分的证据。尽管如此,作为神经科医师,尤其是年轻医师,忽视病史询问和体格检查,片面依赖神经影像学和辅助检查的结果,忽视临床综合思维的倾向是不宜提倡的。

神经系统病变的部位依其受损的范围,大致可分为局灶性、多灶性、弥漫性及系统性四大类。局灶性病变往往指病变只累及神经系统某一个局限部位,如面神经炎、桡神经麻痹、脊髓炎等。多灶性病变是指神经系统损害至少 2 个或 2 个以上的部位或系统,如多发性硬化、急性播散性脑脊髓炎等。弥漫性病变通常指病变部位广泛,临床表现错综复杂,如脑炎、肿瘤颅内转移。系统性病变一般指某些神经功能系统(锥体束、脊髓丘脑束)的神经细胞或纤维变性,如运动神经元病、运动障碍病等。

就临床诊断而言,当确定病变的分布与范围之后,临床上还要进一步明确病变的具体部位,如病变是位于中枢神经系统还是在周围神经。如果病变位于颅内,则应进一步分析是在脑膜,还是在脑实质,后者还应判定在脑实质的哪一个部位,如大脑半球(额叶、颞叶、顶叶、枕叶)、间脑、丘脑、基底节、小脑或脑干。对于椎管内病变,则应力求确定病变的上界、下界、髓内、髓外、硬膜内、硬膜外。如果颅神经病变,则应判定核性、核下性病变。而周围神经病变,也需确定是否为神经丛、神经干、神经末梢性病变等。

一、大脑半球病变的定位诊断

人的大脑是由两个结构基本对称的半球所组成,并通过内侧面的胼胝体相互连接。大脑半球的表面由大脑皮质所覆盖,由于大脑半球皮质的各部分发育不尽相同,所以在半球表面出现许多隆起的脑回和凹陷的脑沟,这些脑回和脑沟是大脑半球进行分叶和功能定位的重要标志。每个大脑半球均分为外侧面、内侧面与底面,并借大脑外侧裂及其延长线、顶枕裂和枕前切迹的连线,将其分为额叶、顶叶、颞叶、枕叶和岛叶。半球内部为白质、基底核及侧脑室。

随着大脑皮质的发育和分化,不同的皮质则具有不同的功能,临床上通常将那些具有特定功能的脑区称为"中枢"。所谓"中枢"是指管理某种功能的核心部分,实质上这个部位的相邻区域甚至其他部分也可有类似的功能,所以说大脑皮质的功能定位应是一个相对的概念。此外,大脑半球内除了一些所谓特定的"中枢"外,还存在一些并不局限于某种功能,而是对各种信息进行加工整合,从而完成更为高级的神经活动,通常称为联络区。大脑半球的功能可理解为对称性,但又并非完全对称。传统医学一致认为左侧半球为优势半球,右侧半球处于从属地位,实际上这种观念应加以修正。应该说,左右半球各有优势,在完成高级神经活动中两者均同等重要,没有所谓绝对的优势半球之分。尽管如此,人们在漫长的临床实践过程中,认识到左侧大脑半球在语言、逻辑思维、分析能力、计算及应用技巧等方面起决定性作用,而右侧半球则主要在感知非语言信息、音乐、图形、空间和形状的识别、短暂的识觉记忆和认识人的面容等方面起主要作用。所以我们说,两侧大脑半球功能各有侧重,但是都是建立在大脑整体功能的基础之上。

(一)大脑半球病变共同的临床特征

1.意识障碍

大脑半球病变所引起的意识障碍,大致上可分为两种类型,一种意识障碍是以意识内容改变为主要表现,如谵妄、醒状昏迷,后者包括:去皮层综合征、无动性缄默、持续性植物状态。另一种意识障碍则以觉醒状态改变为主,如嗜睡、昏睡、昏迷等。

2.精神障碍

半球病变所引起的精神障碍,临床表现错综复杂,可概括为情感、思维与行为异常。较为常见的有精神发育迟滞、认知功能障碍、知觉障碍(错觉、幻觉)、联想障碍、思维内容障碍等。

3.语言障碍

语言障碍通常包括 4 种类型,即失语症(Broca 失语、Wernicke 失语、命名性失语)、失用症、失认症和发音困难。

4.半球病变引起的癫痫发作

临床上可表现为部分性发作(如抽搐从面部开始逐渐累及上肢和下肢,这种按人体运动区分布顺序扩展的发作,又称为 Jackson 发作或全身性发作。

5.偏瘫

半球病变虽可以引起单瘫、四瘫,但临床上以偏瘫多见,主要影响远端,精细运动丧失,肌张力增高,腱反射亢进,病理征阳性。

6.偏身感觉障碍

相对大脑性偏瘫而言,偏身感觉障碍比较少见。

7.偏盲

由于视觉通路自大脑前端与后部枕叶相连,当病变波及其通路时,可引起象限盲或偏盲。

(二)大脑半球各部位损害定位诊断

1.额叶病变的功能定位

额叶约占整个人类大脑皮质的前 1/3,位于大脑的前部,前为额极,后为中央沟,下界为外侧沟。额叶外侧面有 4 个重要的脑回,即中央前回、额上回、额中回和额下回。中央前回与中央沟平行,在功能上中央前回又可分为 3 个主要部分:运动区(Brodmann4 区)、运动前区(Brodmann6,8 区)、前额区(Brodmann46,45 与 10 区)。额叶病变时最主要的表现为随意运动、语言及精神活动方面的障碍。

(1)精神障碍:额叶损害后,多数情况下会出现精神症状,尤其是双侧额叶病变。早期表现为记忆力减退,特别是近事记忆障碍突出,远事记忆尚可保存;随着病情进展,随之远事记忆也发生障碍。注意力不集中,判断力减退,工作能力由减退发展至丧失。情感淡漠、反应迟钝,甚至表现出欣快而又荒谬的言语与举动,病情严重时对时间、地点、人物的定向也发生障碍,以至于呈全面性痴呆。

(2)癫痫：多无先兆，前额叶病变发作时多有意识丧失，头与眼球转向病灶对侧，病灶对侧上下肢抽动，上肢更为明显。中央前回病变，多出现局限性发作，一般发生于病灶对侧，如果先从拇指开始出现抽搐时，则病变位于中央前回的下部，如果从口角部开始者，病变则可能位于中央前回的下方，相当于外侧裂附近。

(3)瘫痪：根据病变部位不同，临床上可出现不同形式瘫痪。如上肢单瘫、下肢单瘫、皮质性偏瘫、颜面与上肢瘫、中枢性面瘫、旁中央小叶性截瘫等。上肢单瘫病变多位与中央前回下部，表现为病变对侧上肢瘫，以肢体远端为重，手指的运动障碍最突出。下肢单瘫病变则多位与中央前回背侧面与内侧面，主要表现为对侧下，肢瘫痪，但程度可以不等。颜面与上肢瘫多见于中央前回背外侧下部病变。而中枢性面瘫则见于中央前回的下部、额极、额叶底面病变。旁中央小叶性截瘫，病变多位于双侧旁中央小叶，主要表现为下肢痉挛性截瘫，以远端为主，同时伴有膀胱直肠功能障碍。

(4)失语症：主侧大脑半球额下回后部44、45区可能为言语运动中枢所在区，当皮质或皮质下的传导纤维损害时可发生运动性失语。额中回后部受损则出现书写不能。

(5)同向侧视障碍：额中回后部(Brodmann8区)为眼球随意协同运动中枢，刺激性病变时表现为两眼向病灶对侧注视；破坏性病变时因对侧的脑皮质功能占优势而使两眼向病灶侧注视。

(6)共济失调：额叶病变损害额叶脑桥小脑径路的额桥束纤维或齿状核红核皮质纤维时，可出现病灶对侧肢体共济失调，但这种共济失调往往没有辨距不良(运动过大或过小)，以步态不稳多见，往往有向后倾倒的倾向，并稍向病灶对侧倾斜。

(7)反射症候：运动前区病变时，在病变对侧的手中放置物品，患者立即长时间的强直性紧握该物不松开，谓之强握反射；患者手掌被接触时，手和上肢皆移向刺激物，如连续刺激其手掌，即可见上肢向各个方向探索，成为摸索反射。这种症候一侧存在时临床意义较大，提示对侧额叶病变，但两侧性强握反射和摸索反射则多见于精神障碍和意识障碍的患者。2岁以下的小孩出现这种现象则是生理性的，无病理意义。

(8)颅神经麻痹症状：额叶底部病变，尤其是肿瘤性质，可压迫嗅神经的传导路径而产生一侧或双侧嗅觉障碍，肿瘤向后压迫视神经时产生原发性视神经萎缩，而病灶对侧因颅内压增高而出现视盘水肿，谓之Foster-Kennedy综合征。

2.顶叶病变的功能定位

顶叶位于外侧沟上方，中央沟后方和枕叶以前的部分。中央后回为顶叶重要结构，系皮质感觉中枢，接受来自脊髓丘脑束、内侧丘系等纤维。身体各个部位在对侧中央后回上有着一定的代表区，大致与中央前回的代表区平行，顶上小叶为实体感觉分析区，主侧半球角回为阅读中枢，缘上回为运用中枢，同时顶叶还通过联络纤维与额、颞、枕各叶发生联系，并借胼胝体与对侧顶叶联系，此外顶叶深部尚有部分视觉纤维在此通过。因此顶叶损害主要以感觉障碍为主。

(1)感觉障碍：顶叶中央后回破坏性病变时，往往发生对侧偏身感觉障碍，主要为实体觉、两点辨别和皮肤定位觉丧失，而一般性浅感觉和深感觉也可出现减退，但不出现完全性丧失。临床上如出现实体觉缺失和对侧出现单感征(在浅感觉存在的情况下，同时刺激身体两侧对称部位,病变对侧无感觉)被认为是顶叶早期病变的表现形式。顶叶病变感觉障碍以对侧偏身型多见,往往呈不完全型。感觉障碍区以肢体远端明显,上肢重于下肢,躯干前部重于后部。有时顶叶病变可出现对侧肢体的自发性疼痛称为"假性丘脑综合征"。两侧旁中央小叶感觉区病变,也可出现双下肢远端感觉障碍,连同运动区损害,造成双下肢截瘫,并伴有膀胱直肠功能障碍。

(2)体像障碍:顶叶(尤其是右侧)的急性损害(如脑血管病),可以发生对自体结构认识的障碍,临床上称为体像障碍。体像障碍的表现形式较为复杂,至今尚无统一而明确的分类方式,归纳起来大致有以下几种表现形式:①偏瘫忽视;即患者已经发生了偏瘫,但自己却毫不关心,好像与自己无关,也无焦虑之意。②偏瘫不识症:患者对自己偏瘫的肢体全然否认,甚至否认是自己的肢体或是用一些无关的理由解释肢体不能活动的原因。③幻肢现象:有2种表现形式,一是认为自己的肢体已经不复存在,瘫痪的肢体认为不是自己的;二是认为自己有2个以上的手或脚,一般认为有3个,谓之幻多肢。④自体认识不能:患者不认识自己对侧身体的存在,如穿衣均用右手,认为左侧上下肢不是自己的,甚至对自己的排泄物亦加以否认。体像障碍被认为是顶叶病变的特殊症候,病变部位归纳为顶叶与丘脑、丘脑至顶叶纤维损害所致。

(3)感觉性癫痫:中央后回刺激性病变可引起感觉性局限性癫痫,表现为病灶对侧偏身感觉异常,首发部位以拇指和示指多见,亦有从足部开始者,多为触或压的感觉、麻木、刺痛,偶尔为热感,很少有疼痛。这种感觉异常症状既可以是唯一的表现形式,也可以扩展为全身性发作。

(4)Gerstmann综合征:病变主要位于角回,临床上以"四失"(手指失认证、失左右、失写、失算)为主要表现形式,有时伴有失读。手指失认证多为双侧性,尤以对侧拇指、小指、中指失认最为明显。失左右定向主要是对自体或他人肢体不能分别左右,但对周围环境的左右识别不一定有影响。失写主要为写字困难,但阅读或抄写不一定困难。失算往往以笔算最为明显。

(5)运动障碍:由于顶叶临近中央前回,因此顶叶病变时易影响中央前回而出现偏瘫或单瘫,这种瘫痪可发生肌肉萎缩、肌张力减退、腱反射消失或亢进,并可出现皮肤变光滑、温度减低、毛发及指甲变薄等营养障碍,甚至骨关节障碍等。

(6)失结构症:失结构症也称为结构失用症,主要表现为对物体的排列、建筑、绘画、图案及空间关系不能进行组合排列,不能理解彼此之间的关系,严重者甚至不能绘画任何图案。优势半球缘上回病变,可引起两侧肢体运动不能,即肢体虽无瘫痪但却不能按照指令完成日常所熟悉的动作和技能。

(7)视觉与眼球运动障碍:顶叶损害时出现的视觉障碍。主要表现在2个方面,一是出现视物变形,产生视错觉,如视物变大或变小,变远或变近。二是可出现视觉滞留现象,如在家里看到的物体,当走到外面后觉得这些物体仍在眼前。此外,尚可出现视物失认现象,患者对平常非常熟悉的东西却不认识或色彩失认等。如病变损害通过顶叶的视觉纤维,则表现对侧下1/4象限盲,当顶、颞与枕叶交界处病变时,可见两眼向病灶对侧注视不能,两眼向病灶侧注视。

3.颞叶病变的功能定位

颞上回后部颞横回为听觉中枢,主侧半球颞上回为语言感觉中枢,颞中回和颞下回后部与记忆储存有关,该部位通过颞叶脑桥束与小脑发生联系。颞叶内侧面的钩回和海马回属嗅觉区,与味觉有联系。此外,颞叶深部尚有部分视觉纤维通过。一侧颞叶受损相对来说局部症状较轻,尤其是在右侧,往往不产生症状,故有所谓"静区"之称。

(1)感觉性失语:又称听觉性失语或 Wernicke 失语,主要由左侧颞上回后部病变引起,表现为患者不能理解别人的语言,但自己说话不受影响,只是用词不当,内容失常,严重时不知所云,不能准确地回答提问,出现所谓答非所问现象。如病变损害左侧颞中回及颞下回后部时,则出现命名性失语,临床表现为患者对物品和人名的称呼能力丧失,但能够说出该物品的用途。

(2)颞叶癫痫:由颞叶病变诱发的癫痫,其发作形式可以从单纯部分性发作、复杂部分性发作以及继发性全身性发作或这些发作的混合。一般来说,在颞叶癫痫中,复杂部分发作是最多见的发作类型之一,其次是继发性的全身发作。单纯部分性发作往往出现自主神经和或精神方面的症状,或伴有某些特殊的感觉(如上腹部有气体、上升感、嗅觉、听觉、错觉等)现象;而复杂部分性发作则多以运动停止开始,随后出现口—消化道的自动症表现或出现其他的自动症,发作时间多在 1min 以上,多有发作后的意识丧失和遗忘。颞叶癫痫发作的临床特征与发作类型有助于临床上功能定位,尤其是发作初期的表现更具有定位价值。如嗅觉征兆、上腹部感觉异常或恐惧,继之以早发的口—消化道的自动症和肌张力障碍,认为是颞叶内侧癫痫的典型表现;而颞叶外侧癫痫常有听觉先兆,然后继之无反应、复杂姿势、焦虑或激惹、发音、全身运动、转动和迅速出现全身发作是典型的特征;而位于钩回的致癫灶则表现为幻嗅、幻味等先兆,并在癫痫发作初期出现失语等。

(3)精神症状:颞叶病变尤其是肿瘤性质,精神障碍是较为常见的症状,主要表现为人格改变、情绪异常(如焦虑、忧郁、恐惧、愤怒等)、记忆障碍、精神迟钝、表情淡漠等。精神症状较多出现在主侧颞叶损害之后。

(4)视野缺损:视放射环绕侧脑室下角经过颞叶,因此颞叶病变尤其是深部病变,多数可以出现视野缺损。常为 1/4 象限盲或同向偏盲。

(5)共济失调:颞中回及颞下回的后部通过颞叶—脑桥纤维,并与小脑发生联系,因此一侧颞叶损害可以出现对侧偏身共济失调。

(6)听觉与平衡障碍:一侧颞叶病变不出现听觉障碍,双侧颞横回病变时可出现皮质性聋。颞叶病变时,部分患者可出现平衡障碍与眩晕症状,眩晕多系颞叶弥散性病变所致。

(7)其他症状:颞上部占位性病变可压迫额叶及顶叶下部而出现对侧面部及下肢运动或感觉障碍,压迫对侧大脑脚而出现病灶同侧的锥体束征。颞叶内侧面的占位性病变可压迫中脑而出现动眼神经麻痹。如颞叶肿瘤压迫颅底颈动脉交感神经丛时,可出现 Horner 综合征。

4.枕叶病变的功能定位

枕叶位于半球后部,前界在内侧面为顶枕沟,在上外侧面的界限为自顶枕沟至枕前切迹的连线,为视觉中枢所在。其功能主要与视觉有关,故枕叶病变主要产生视觉障碍。

(1)视觉障碍:一侧枕叶距状裂上缘或下缘的损害主要出现对侧同向性偏盲,但不影响黄斑区视觉(黄斑回避),也可有象限盲,但以下 1/4 象限盲多见。两侧枕叶病变可引起完全性失明,称皮质性盲,但瞳孔对光反射正常。

（2）视觉发作：视觉中枢刺激性病变时出现视觉发作，有时为癫痫的先兆，视觉发作的特征为：幻视出现的部位比较恒定，多在病灶对侧视野范围内出现，发作的频率呈逐步增加，随着发作增多而伴随其他症状如偏盲，甚至失认等症状相继出现，发作与环境关系不大，可伴有精神症状，头眼向病灶对侧偏斜。

（3）视觉认识不能：主侧顶枕区病变可出现视觉失认，即在无视觉障碍/丧失情况下，给患者看某一物体他不认识，但放在手中接触一下，他却能认识。对图形、颜色及面容都可失去辨认能力，还可产生对侧视野中物体的视觉忽略。

5.内囊病变的功能定位

内囊为皮质连接丘脑、脑干、脊髓所有传入和传出投射纤维密集处，故内囊病变时，通常引起比较完整一致的对侧偏瘫、偏盲和偏身感觉障碍，临床上称为"三偏征"。如果较小的局限性病灶只损害位于内囊膝部及后肢的前部时，则只产生病灶对侧的严重偏瘫，而无感觉障碍。如果病变主要局限于内囊后部时，则对侧偏瘫较轻，而出现严重的偏身感觉障碍、同向偏盲和偏身共济失调。如双侧内囊膝部的皮质延髓束损害时则发生延髓性麻痹。当主侧半球内囊病变损害 44、45 区投射纤维时可发生运动性失语症。

二、基底节病变的定位

诊断基底节是位于大脑半球深部的灰质团块，由纹状体（壳核、尾状核）、苍白球、丘脑底核和黑质共同组成，这些核团之间除了有神经纤维相互密切联系外，同时还接受大脑皮质、丘脑等处传来的神经冲动，经苍白球发出纤维至丘脑而与皮质联系。来自苍白球的下行纤维，通过黑质、红核及延髓网状结构等影响脊髓下运动神经元，共同对运动功能起着综合调节作用，如随意运动的稳定，肌张力的调节及运动的协同等。

基底节病变所产生的临床症状可概括为两大类，①肌张力变化：肌张力变化有增高、减低或游走性增高和减低；②不自主运动：不自主运动有震颤、舞蹈样动作、手足徐动、扭转痉挛等。这些症状的共同特点是清晨时出现，情绪激动时加重，安静时减轻，睡眠时消失。如果出现肌张力变化与不自主运动并存，临床上则表现为典型的两大类症状群：①肌张力减低运动增多综合征：以舞蹈病、手足徐动症为代表；②肌张力增高—运动减少综合征：以帕金森病堪称典型。

（一）旧纹状体（苍白球）损害功能定位

临床上主要形成肌张力增高—运动减少综合征。表现为肌张力增高，而且伸肌和屈肌均增高，严重时甚至表现为强直，做被动检查时，其抵抗力始终保持一致或呈均匀阻力上感断续停顿，谓之铅管样强直和齿轮样强直。患者动作减少、行动缓慢，做精细动作时尤为明显，面部表情呆板，语言单调，声音变小，行走时两臂摆动消失，常感不稳，易跌倒，尤其在转弯、上下楼梯时更易发生。起步困难，一旦迈步后即以碎步向前冲，不能及时停步，称为"慌张步态"。震颤多从一侧上肢开始，远端较近端明显，频率快，振幅小，随着病情加重，震颤亦随之扩展至对侧肢体，并累及下颌、口、唇、舌和头部。

（二）新纹状体（壳核、尾状核）损害功能定位

出现肌张力减退—运动增多综合征。表现肌张力降低，各种不自主的强制性运动等。舞蹈样运动可见于多个肌群，以近端和面部为主，四肢呈无目的、突发、粗大和挥动的急速动作，面部则为挤眉弄眼、努嘴歪唇等鬼脸动作。此外也可出现手指或足趾间歇的、缓慢的、弯曲的、

蚯蚓蠕动样动作,躯干扭转呈旋转形运动。

三、丘脑病变的定位诊断

丘脑是间脑中最大的卵圆形灰质核团,位于第三脑室的两侧,被一些白质分隔成4组核群:前核、后核、内侧核、外侧核。

(一)丘脑前核

位于丘脑前结节的深方,与下丘脑发生联系,接受来自乳头体的乳头丘脑束,发出的纤维投射至扣带回。一般认为该核与嗅觉和内脏活动有关。

(二)丘脑内侧核

位于内髓板内侧,接受丘脑其他核的纤维,发出纤维投射到额叶前部皮质,为躯体和内脏感觉的整合中枢。

(三)丘脑外侧核

位于内髓板与内囊之间,分为较小的背侧部和较大的腹侧部。背侧部接受丘脑其他核团纤维,发出纤维至顶叶皮质。腹侧部则与脊髓、脑干以及小脑有广泛联系,为感觉传导通路第三级神经元所在地,发出纤维组成丘脑皮质束投射至大脑皮质感觉区。

(四)丘脑后核

属丘脑后角的重要核团,其中外侧膝状体主要接受视束的纤维,内侧膝状体则接受来自四叠体下臂束的听觉纤维。丘脑损害后所表现的临床特征,依其病变的原因和病变的部位不同而差异颇大,值得注意的是,丘脑本身体积较小,受损时往往可同时影响到几个核团或几个功能区,并且很容易波及邻近结构,如中脑和内囊等。因此对丘脑的功能定位一定要考虑到上述综合因素。

一般来说,丘脑缺血性病变以经典的丘脑综合征为代表,病变的血管主要为丘脑膝状体动脉,病变部位在丘脑外侧核后半部,临床表现为:①偏身麻木;②一过性偏瘫;③偏身共济失调感觉减退综合征;④平衡障碍;⑤手足徐动症;⑥丘脑手;⑦丘脑痛;⑧偏盲。

丘脑肿瘤根据其部位不同而有不同的临床表现:①丘脑内侧部病变主要表现为痴呆及精神障碍,如情感淡漠、无主动性等,此外尚可有睡眠障碍、自主神经功能障碍。如果损害两侧纹状体则可出现帕金森综合征症状。②丘脑外侧部病变,除表现为精神障碍外,常因压迫内囊可出现"三偏征"及偏身共济失调。如病变波及中脑顶盖部时可出现瞳孔改变、眼球震颤及两眼垂直性协同障碍。③丘脑前区病变,优势侧可出现失语、注意力不集中。双侧病变则表现为遗忘、运动不能,如波及底丘脑,则可出现手足徐动、舞蹈症和丘脑手等。④丘脑后区病变,可出现偏身感觉丧失,丘脑痛、视野缺损,如病变以背侧为主,则表现为同侧忽略,优势侧出现一过性失语。

四、下丘脑病变的定位诊断

下丘脑位于丘脑下沟的下方,体积很小,重约4g,但解剖结构极为复杂,仅神经核团就有32对之多,主要有视前核、视上核、室旁核、腹内侧核、背内侧核、乳头体核、灰结节核及后核等。下丘脑虽然体积很小,但生理功能却十分重要,不但是自主神经的皮质下中枢,而且也是一个有决定性意义的内分泌腺体,同时又与脑干、丘脑、边缘系统以及大脑皮质之间有着广泛的联系。下丘脑的功能概括讲,与内分泌、热量平衡、渴感和渗透压调节。体温调节、自主神经的平衡、醒觉与睡眠、情感和行为、记忆以及躯体运动功能等有关。所以说，一旦下丘脑发生病变临床上很少只表现为单一症状，而是机体许多功能都会发生调节障碍，主要特征如下。

(一)体温调节障碍

1.中枢性高热

特点为体温极高，可达 40～42℃，用解热剂降温不起作用。

2.发作性高热

患者可突然发生高热，但临床上找不到发热原因，常不予治疗体温可恢复正常。

3.中枢性低温

体温可低于 34℃ 以下，但一般情况较好。

4.体温不稳

其特点是体温随着环境的温度变化而变化，有时在异常寒冷的环境中出现异常的体温过低。

(二)自主神经障碍

自主神经包括交感和副交感神经，由于无须进入意识水平，有自身的活动规律，故称自主神经。交感神经干受损，往往会出现 Horner 综合征，同时可伴汗腺分泌障碍和血管扩张，如皮肤干燥、潮红等。交感神经活动增强，则表现为血压玉升高、脉搏增快、血糖升高、尿潴留、瞳孔扩大等。交感神经活动减弱则主要表现为血管扩张。副交感神经受刺激时，则出现血压下降、脉搏减慢、出汗、流涎、肠蠕动增强、瞳孔缩小等症状。

(三)睡眠和觉醒障碍

主要表现为多睡。非常容易入睡，但可唤醒。如果病变累及中脑网状结构时可引起昏睡甚至昏迷。

(四)尿崩症

视上核、室旁核或下丘脑垂体束受损均可出现抗利尿激素分泌不足而产生中枢性尿崩症，临床上主要表现为口渴、多饮、多尿、尿比重减低，一般低于 1.006，尿中不含糖及蛋白。

(五)性功能障碍

灰结节与性功能有关，受损时可引起性欲减退、性功能亢进甚至生殖器萎缩。如发生在幼童时则出现性早熟，阴毛、腋毛和面部毛发过早发生等。

(六)癫痫

主要表现为间歇性发作的自主神经系统亢奋症状，如周围血管扩张、瞳孔扩大、出汗、流泪、流涎、血压骤然升高、发热、脉搏加快等，部分患者可伴有意识障碍，但一般不出现惊厥和抽搐。

(七)摄食异常

下丘脑腹内侧核为"饱食中枢"，受损后可引起摄食异常增加，短时间内可变肥胖。灰结节外侧区为"饮食中枢"，损害后则表现食欲完全丧失，食量减少，厌食而显极度消瘦。

(八)消化道症状

下丘脑急性病变，常伴有消化道出血，可能系交感缩血管纤维病变导致胃黏膜下血管扩张和出血，也可能是迷走神经功能过度亢进，使胃肠道肌肉收缩，导致局部缺血所引起。

五、垂体及其附近病变的定位诊断

垂体是人体最重要的内分泌腺,能分泌 20 多种激素,并通过这些激素对其他内分泌腺产生调节作用。垂体体积很小,重约 750mg,位于颅底蝶鞍的垂体窝内,垂体上方为漏斗基,前方为视交叉,后上方为乳头体,间脑和垂体间的脑膜称为鞍隔。

垂体病变临床上主要表现为"三大"特征。

(一)视交叉综合征

因垂体紧邻视交叉,发生病变时,尤其是占位性病变往往压迫视交叉而出现视力、视野和视盘改变。双颞侧视野缺损是典型的垂体瘤征象,偶尔也可出现单眼盲或同向性偏盲。视力障碍既可是单侧,也可是双侧,取决于受压的程度,病变时期及病变的范围,视盘改变以视盘萎缩多见。

(二)蝶鞍扩大

典型的改变为蝶鞍骨质破坏,同时可出现视交叉综合征表现,如系肿瘤性质病变侵及海绵窦时,可引起颅神经麻痹,压迫大脑导水管、三脑室则出现脑积水。

(三)内分泌障碍

垂体不同部位病变,内分泌障碍的表现也不尽相同,如垂体嗜酸性细胞腺瘤,成年人主要表现为指端肥大症。嗜碱性细胞瘤则主要表现为库欣综合征。嫌色细胞瘤则表现为垂体功能减退,男性出现阳痿、性欲减退、毛发脱落、皮肤干燥;女性表现为闭经及子宫萎缩等。此外垂体病变还可出现一侧或两侧嗅觉障碍及颅神经麻痹等。

六、小脑病变的定位诊断

小脑位于后颅窝,脑桥和延髓的背侧。从解剖学上划分,小脑可分为 2 个基本部分:中线组为前方的小舌,蚓部和后方的绒球小结叶;外周组为两个小脑半球,分前后两叶,内含齿状核和顶核。从功能上划分,小脑可分为古小脑、旧小脑和新小脑三部分。古小脑的功能主要是保持人体空间的定向力,损伤后引起躯干共济失调;旧小脑主要控制肌肉对抗重力;新小脑主要司理精细运动的准确性。小脑的传入和传出纤维构成三个脚(下脚,又称蝇状体,与延髓相连接;中脚,又称桥臂,连接脑桥;上脚,又称结合臂,连接中脑),并借此与脑干相连。

(一)小脑病变的一般特征

1.共济失调

由于小脑具有司理肌肉运动间的协调功能,故小脑病变时各肌肉各个运动之间出现协调障碍,包括执行的异常,动作的速度、范围力量以及持续的时间等均可出现异常。如步行时,两下肢跨前过多,躯干落后迟缓而引起倾倒;由于对运动的距离、速度及力量估计能力丧失而发生"辨距不良",往往表现动作过度;因主动肌和对抗肌交互作用障碍,使一个动作停止而立即转换为相反方向的能力丧失,发生各种"轮替运动障碍",呈不灵活、不正确、不规则或笨拙。临床上各种共济运动检查,如上肢指鼻试验、指耳试验、轮替运动,下肢跟膝胫试验等都不能准确到达目的地。

2.肌张力降低

肌张力降低多见于小脑急性病变,出现在病变的同侧,以上肢尤甚,近端肌肉更为明显。由于肌张力过低,患者往往表现无力或易疲劳,运动的开始和终止都较缓慢,腱反射往往减弱或消失,膝反射可呈钟摆样,浅反射多不受影响。"反击征"阳性也是由于肌张力降低和拮抗肌作用不足所引起。

3.小脑性构音障碍

小脑病变引起的构音障碍为发音肌肉协调功能不良所致,主要表现为吟诗样、含糊不清、断续、爆发性语言、犹豫、无抑扬顿挫等。一般说来,左侧小脑半球局限性病变更易出现构音障碍。

4.震颤小脑病变

主要表现为意向性震颤,即患者肢体运动时出现粗大而不规则的震颤,越是接近目的地时,越显得明显,但静止时消失。

5.其他症状

(1)姿势及步态异常:一侧小脑受损时,患者头及身体向病侧偏斜,站立时向病侧倾倒,行走时步态不稳易偏向病侧,上肢摆动失常。

(2)眼球震颤:小脑中线病变可出现注视诱发的眼球震颤,上跳性眼球震颤、反跳性眼球震颤等。

(3)书写过大症:书写时字迹逐渐变大,行距不齐,尤其在写完一句时,尤为过大。

(4)小脑发作:发作时突然全身强直,伸肌张力增高,多呈去脑强直状态,角弓反张,伴发绀及神志不清,多系占位病变所致。

(二)小脑综合征

临床上小脑病变很难予以精确定位,大体上可归纳为如下两大综合征。

1.小脑蚓部或中线综合征

主要表现为头及躯干的共济失调,如站立不稳,不能维持正常的直立位,常易向前或后倾倒。行走时,往往两脚分开,左右摇晃,步态蹒跚,状如醉汉,即所谓醉汉样步态。构音障碍明显但四肢共济失调、眼球震颤常不多见。四肢肌张力及腱反射正常。

2.小脑半球综合征

本综合征典型的表现是病变同侧肢体的共济失调,常常是手和上肢较足和下肢为重,远端较近端明显,精细动作较粗糙动作更显著。也可表现为四肢的共济失调、辨距不良、协同运动障碍及意向性震颤,肌张力降低及肌无力易疲劳等。眼球震颤较常见,多呈水平性,也可呈旋转性。构音、姿势及步态障碍也可出现,但不如蚓部病变时明显。

七、脑干病变的定位诊断

脑干位于后颅窝,由中脑、脑桥和延髓三部分组成,上端与间脑相连,下端与脊髓相接,背侧为第四脑室和小脑。脑干是连接脊髓、大脑、小脑的中间枢纽。由脊髓上行至丘脑而最后到达中央后回的各种感觉传导束,由大脑皮质下行的锥体束、锥体外系及小脑与脊髓之间联系的传导束均经过脑干。12对颅神经,除第Ⅰ、Ⅱ对颅神经外,其余Ⅲ至Ⅻ对颅神经的核均位于脑干内,这10对颅神经都由脑干发出后行走于颅底。

(一)脑干病变的定位原则

1.确定病变是否位于脑干

由于第Ⅲ至Ⅻ对颅神经核均位于脑干内,都由脑干发出纤维,因此一侧脑干病变时,极易产生同侧相对应区域内颅神经麻痹症状。由于司理随意运动的锥体束在延髓进行交叉,传导痛、温觉的脊髓丘脑束在脊髓进行交叉,故脑干损害时会产生病变对侧偏瘫或偏身感觉障碍,临床上称为交叉性瘫痪,这是确定脑干病变的主要定位依据。此外,脑干与小脑之间联系紧密,所以脑干病损时,也容易产生小脑病变的症状与体征。

2.确定脑干病变的水平

根据所损害的颅神经,可进一步判定脑干病变的部位。如第Ⅲ、Ⅳ对颅神经病变位于中脑;第Ⅴ、Ⅵ、Ⅶ、Ⅷ对颅神经病变在脑桥;第Ⅸ、Ⅹ、Ⅺ、Ⅻ颅神经麻痹则位于延髓。

3.确定脑干病变的范围

脑干病变的范围与病变位置密切相关,一般来说,延髓体积相对较小,即使小的病变,尤其是在背部,很容易出现显著的功能障碍,且常为两侧分布。而脑桥和中脑两侧核性损害则较延髓少见。临床上功能障碍严重度往往不能代表病变范围的程度,但颅神经受损的多寡从某种程度上讲,则可以反映病变的范围。锥体束在延髓下部紧相靠近,该部位病变则会产生四肢瘫痪。内侧丘系在脑桥下部彼此靠近,受损时易出现深感觉障碍。

4.鉴别脑干内外病变

进一步明确脑干内、外病变,对指导治疗和判断预后有一定意义。临床上可根据以下4个方面加以鉴别。

(1)交叉性瘫痪:脑干内病变,颅神经麻痹与肢体瘫痪发生的先后与程度往往差别不明显,而脑干外病变,颅神经麻痹症状发生早而且明显,对侧偏瘫则发生较迟且程度较轻。

(2)出现内侧纵束综合征:核间性眼肌麻痹或脑干内交感神经纤维损害而产生的 Horner 综合征,则可被看作纯属脑干内结构损害。

(3)根据颅神经在内外的不同组合,如第Ⅴ、Ⅶ、Ⅷ对颅神经在脑干比较分散,但在脑干外侧都经过脑桥小脑角,该处病变时,可同时损害这3对颅神经。

(4)鉴别颅神经是核性还是周围性损害,如动眼神经核组成较为复杂,脑干内病变时,往往为不全性麻痹,而脑干外病变多为完全性。

(二)脑干不同部位损害综合征

由于脑干结构复杂,加之病变的水平、部位,以及病变范围大小各异,所以可产生各种各样的临床表现。长时间以来,人们根据颅神经或传导束的损害,提出了各种不同名称的综合征,本节仅介绍9个经典的综合征。

1.延髓外侧综合征

病变主要位于延髓外侧部近背面处,多见于小脑后下动脉或椎动脉病变,典型的临床表现为:交叉性感觉障碍,即病变同侧面部痛、温觉障碍,对侧半身痛、温觉障碍(三叉神经脊髓核束和脊髓丘脑束受损);同侧软腭咽和声带麻痹,伴声音嘶哑、吞咽困难、咽反射消失(疑核受损);同侧 Horner 综合征(下行交感神经受损);眩晕、呕吐及眼球震颤(前庭神经核受损);同侧共济失调(脊髓小脑束受损)。

2.延髓前部综合征

病变主要位于延髓前部橄榄体内侧,多见于脊髓动脉或椎动脉病变,典型临床表现为:病变侧舌肌萎缩、舌肌纤维震颤、伸舌偏向患侧(舌下神经受损);对侧偏瘫,不伴中枢性面瘫(锥体束受损);对侧偏身位置觉和震动觉消失,痛、温觉完整(内侧丘系受损)。

3.延髓后部综合征

指病变位于延髓后部近中线附近,四脑室底部后组颅神经(Ⅸ、Ⅹ、Ⅺ)所在区域,后组颅神经核性或核下性损害可引起如下综合征。

(1)Avellis综合征:病变损害疑核、孤束核及脊髓丘脑束,表现为同侧软腭麻痹,声带麻痹,咽喉部感觉丧失,舌后1/3味觉障碍。对侧偏身痛、温觉障碍,本体感觉保留。

(2)Tapia综合征:舌咽、迷走和舌下神经核或运动根受损,表现为同侧咽喉肌麻痹,同侧舌肌萎缩。

(3)Schmidt综合征:舌咽、迷走和副神经损害,表现为同侧咽喉肌麻痹外,加上胸锁乳突肌和斜方肌瘫痪。

(4)Bonnier综合征:病变影响前庭神经外侧核及附近结构及Ⅷ、Ⅸ、Ⅹ时,临床表现为Menier病表现,以及对侧偏瘫,也可有嗜睡、心动过速、无力等。

4.脑桥腹侧综合征

病变主要位于脑桥腹外侧部与延髓交界处,引起外展神经及面神经或其核,同时损害锥体束,表现为病变同侧外展神经麻痹与周围性面瘫,对侧偏瘫。如双侧脑桥基底部损害,则出现闭锁综合征,表现为四肢中枢性瘫痪(双侧皮质脊髓束损害),不能说话和张口,偶有水平眼运动障碍,但感觉和意识正常,能以眨眼或眼球垂直运动示意,貌似睁眼昏迷。

5.脑桥背侧综合征

病变位于脑桥尾端1/3背部的顶盖部,表现为对侧偏瘫,但无面瘫(皮质脊髓束受损),同侧周围性面神经麻痹(面神经核和束受损),双眼向病变同侧共轭运动不能,双眼凝视病变对侧或偏瘫侧(外展神经核或旁正中脑桥网状质受损)。

6.脑桥背盖部综合征

病变主要位于脑桥背盖部背侧,邻近第四脑室底部,主要表现为同侧小脑性共济失调(小脑脚受损),对侧偏身感觉障碍(内侧丘系和脊髓丘脑束受损),病变侧共轭凝视障碍。

7.中脑腹侧综合征

病变位于大脑脚脚底,损害锥体束与动眼神经,主要表现为同侧完全性动眼神经麻痹和对侧偏瘫(包括中枢性面、舌瘫)。

8.中脑背侧综合征

病变位于中脑背侧接近大脑导水管时,临床上可产生同侧动眼神经麻痹,若病变损害红核时,则产生对侧共济失调,命名为Claude综合征。如病变累及动眼神经及黑质,除表现为同侧动眼神经麻痹外,同时对侧可出现舞蹈、手足徐动症或震颤,称之为Benedikt综合征。

9.中脑顶盖综合征

病变位于四叠体时,引起眼球垂直联合运动障碍。如只损害中脑顶盖部上丘时,产生两眼不能协同向上仰视或两眼汇聚障碍,主要表现为两眼不能向上仰视,称之为Parinaud综合征。

八、脊髓病变的定位诊断

无颅神经损害是脊髓病变的基本特点,其解剖生理特征是脊髓灰质为节段性结构,而白质为传导束,所以灰质病变受损范围一般较小而且呈节段性,而白质受损则成传导束性病变。临床上脊髓病变所产生的临床症状与病变部位的高低、在横断面上扩延的范围、在长轴上蔓延的程度以及病变产生的速度等密切相关。

(一)脊髓横断面病变的功能定位

1.前角病变

临床上前角病变很少使整个肢体全部肌肉受累,因为在脊髓的任何水平,前角细胞都包括了许多的细胞群,而且分布在相当大的平面上,每群细胞又都各自支配相应的肌群,所以说某一病变不太可能将所有的细胞群同时损坏。此外支配一个肢体的细胞群在纵断面上延伸达数厘米,而脊髓病变如此广泛者却属少见。前角病变临床特征为:①肌张力降低;②肌肉萎缩;③腱反射减弱或消失;④病理反射阴性;⑤自主神经障碍(支配区皮肤充血、粗糙、排汗障碍等)。

2.后角病变

后角是传导痛、温觉与原始触觉的中继站,故后角病变时主要出现同侧痛、温觉障碍,而位置觉、震动觉与识别触觉的传导束则不受影响,这种痛、温觉消失而其他感觉保留称为分离性感觉障碍。

3.灰质前联合病变

此处病变主要产生两侧对称性痛、温觉减退或消失,而触觉不受影响,近似于后角的感觉分离现象,不同于后角的是呈双侧对称性分布。

4.后索病变

后索破坏性病变时主要出现位置觉、压迫觉、重量觉及震动觉障碍。出现感觉性共济失调,Romberg 征阳性(闭眼时不稳)。

5.前索与侧索联合病变

锥体束损害时病变同侧出现上运动神经元性瘫痪;脊髓小脑前、侧束损害时病变对侧受损平面以下痛、温觉障碍。

6.后索与侧索联合病变

后索损害出现深感觉障碍和感觉性共济失调,锥体束受损出现受损平面以下,上运动神经元性瘫痪。

7.脊髓半横断综合征

典型的脊髓半横断损害临床表现为以下所述。

(1)病变同侧受损平面以下,上运动神经元性瘫痪。

(2)病变同侧深感觉障碍。

(3)病变对侧受损平面以下痛、温觉障碍。

(4)病损平面可出现节段性下运动神经元瘫痪和感觉障碍。

(二)脊髓节段性病变功能性定位

由于脊髓各节段形状、粗细、灰质的宽窄以及灰、白质所占的比例等均存一定的解剖学差异,故不同节段的损害临床症状上也有其特征性。分述如下。

1.上颈段($C_{1\sim4}$)病变

主要表现为以下内容。

(1)运动障碍:四肢不同程度上运动神经元性瘫痪。

（2）副神经损害可引起胸锁乳突肌和斜方肌瘫痪、萎缩。

（3）膈神经受损可引起呃逆，严重时出现膈肌麻痹、呼吸困难。

（4）感觉障碍：感觉传导束受损出现受损平面以下各种感觉障碍，仅累及后索则表现屈颈时出现一种触电样刺痛感沿脊椎向下放射，谓之 Lhermitte 征。

（5）如病变波及后颅窝，则出现眩晕、吞咽困难、饮水反呛、声音嘶哑等后组颅神经受损症状。

2.中颈段（$C_{5\sim7}$）病变

主要表现为以下内容。

（1）运动障碍：四肢瘫痪，上肢呈下运动神经元性瘫痪（影响最大的为小圆肌、肱二头肌、冈上肌、冈下肌、肩胛下肌，如病变恰好位于 $C_{5\sim6}$，则肱二头肌腱反射消失，肱三头肌反射正常），下肢呈上运动神经元性瘫痪。

（2）感觉障碍：中颈段病变往往首发症状为自发性疼痛，以下颈部、肩胛带和上肢最为明显。节段性感觉障碍为肩部及上臂外侧有浅感觉减退或消失，一般不太明显，主要表现为受损平面以下传导束性感觉障碍，且感觉障碍的水平可以比病变的实际水平低。

3.下颈段（$C_{8}\sim T_{1}$）病变

主要表现为以下内容。

（1）运动障碍：以手部小肌肉如骨间肌、蚓状肌无力和萎缩最明显，前臂的肌肉也可以出现轻度萎缩，下肢呈上运动神经元性瘫痪。

（2）感觉障碍：自发性疼痛多局限于前臂及手指部位，上肢也可出现节段性感觉障碍，躯干的感觉障碍通常止于 T_2 平面左右。

（3）Horner 综合征：病变局限于 $C_8\sim T_1$ 时，病变同侧可出现 Horner 综合征。

4.胸段病变

胸段脊髓是脊髓最长的一部分，临床上很容易受到损害，其共同的基本特征为以下几点。

（1）运动障碍表现为双下肢上运动神经元性瘫痪。

（2）受损平面以下所有感觉障碍。

（3）神经根刺激症状，如疼痛及束带感。

（4）膀胱直肠功能障碍。

（5）反射异常，早期双下肢反射减弱或消失，后期活跃或亢进。根据各胸节的解剖特点，又分为上胸段（$T_2\sim T_4$）、中胸段（$T_5\sim T_8$）与下胸段（$T_9\sim T_{12}$）3 个水平。

5.上胸段（$T_5\sim T_4$）病变

定位诊断主要根据神经根刺激症状及感觉障碍平面进行定位，神经根刺激症状多表现为一侧或双侧肋间神经痛，也可以是肩胛部与上胸部疼痛和束带感。需要注意的是，感觉障碍的上界并非绝对代替脊髓损害的上界，应考虑有神经根的损害。

6.中胸段（$T_5\sim T_8$）病变

神经根性疼痛的解剖部位多位于下胸部和上腹部，临床上易误诊为胆囊疾患或急腹症。上腹壁反射减弱或消失。双下肢感觉异常可为最早出现的症状，继而出现截瘫和膀胱直肠功能障碍。

7.下胸段($T_9 \sim T_{12}$)病变

根性疼痛主要位于下腹壁,可向外阴部放射,易误诊为盆腔疾患。腹肌无力、腹壁反射和感觉障碍平面均有定位价值。尤其是病变位于 $T_{10} \sim T_{11}$ 节段时,由于所支配的腹直肌下半部无力,患者由仰卧坐起时,可见脐孔向上移动,称之为比佛征阳性。下腹壁反射减弱或消失,有时也出现提睾反射减弱或消失。膀胱障碍以尿失禁多见,但大便失禁少见。该节段病变偶尔可出现胃扩张。

8.腰膨大($L_1 \sim S_2$)病变

主要表现为以下方面。

(1)神经根性疼痛,以下背部、腹股沟区或股部前侧为主,如病变位于下段,则表现为坐骨神经痛,引起下腰部、腰骶部、坐骨结节与股骨大粗隆间感觉异常或疼痛,并向小腿外侧、足底部放射。

(2)运动障碍:可以出现双下肢下运动神经元瘫痪,临床上以下肢无力,尤其是足下垂为早期表现。$L_{1 \sim 3}$ 病变时可出现髋屈曲、内收和伸小腿运动障碍。

(3)感觉障碍:双下肢及会阴部各种感觉障碍。

(4)反射障碍:$L_{2 \sim 4}$ 病变时膝反射减弱或消失,踝反射保存甚至亢进或出现踝阵挛。$L_5 \sim S_2$ 病变时踝反射减低或消失,膝反射可正常。

(5)括约肌功能障碍。

9.圆锥($S_{3 \sim 5}$)病变

病变特点为以下内容。

(1)感觉减退或消失呈鞍状分布。

(2)根性疼痛少见,一般不出现双下肢运动障碍。

(3)性功能障碍,主要表现为阳痿及射精不能。

(4)膀胱直肠功能障碍,由于逼尿肌麻痹而出现无张力性膀胱。

(5)单纯圆锥病变一般不出现反射改变。

10.马尾病变

病变特点为以下内容。

(1)症状和体征呈不对称性。

(2)根性疼痛较多且严重,疼痛部位多位于下背部、会阴部或坐骨神经分布区。

(3)感觉障碍:也可呈鞍状分布,常为单侧或不对称,各种感觉均出现障碍而无分离。

(4)可出现运动障碍,主要表现为下运动神经元瘫痪,以胫或足部肌肉无力及萎缩多见。

(5)反射障碍:膝、踝反射均可减弱或消失。

九、周围神经病变的定位诊断

(一)颅神经病变定位诊断

1.嗅神经病变功能定位

(1)双侧嗅觉丧失,最常见的病变部位是鼻腔本身的疾患。

(2)一侧嗅觉丧失,应怀疑是嗅丝、嗅球或嗅纹处任一部位受损。

(3)嗅幻通常是部分复杂性癫痫的先兆症状,患者常嗅到一种十分不愉快的气味,随之意识丧失,口唇和下颌不自主运动。此外,幻嗅也可见于颞叶病变。

(4)嗅沟或蝶骨嵴肿瘤,可引起 Foster－Kennedy 综合征:即同侧嗅觉丧失和视神经萎缩,对侧视盘水肿。

(5)嗅觉倒错:病变部位可见于鼻旁窦、嗅神经或嗅球损伤。

2.视神经病变功能定位

视神经受损,临床上主要表现为视力、视野和眼底改变三大特征。

(1)视盘病变:视神经是临床上唯一可以通过检眼镜直接观察到的颅神经,视盘的变化不仅发生于眼内、眼眶内病变,更多见的是由颅内病变所引起。临床上与神经系统疾病密切相关的改变有四方面:①视盘水肿:视盘水肿的特征性改变为视盘充血,颜色变红;视盘边缘模糊;视盘生理凹陷消失和视盘隆起;静脉充盈和搏动消失。视盘水肿主要原因为各种颅内原发性或继发性病变引起的颅内高压所致,因此对于发现视盘水肿的患者应高度重视,必须做进一步检查。②视力改变:视盘水肿患者除部分病例出现短暂性视力模糊外,在早期视力一般不受影响,此点与视神经炎有明显的差别,后者往往在病变早期即出现明显的视力障碍。③视野改变:主要出现盲点扩大或周围视野向心性缩小。④视神经萎缩:主要表现为视盘颜色变白,如系原发性者,视盘颜色苍白而边缘清楚,继发性者因早期水肿或炎性病变而留有边缘模糊。

(2)视神经病变:视神经损害早期症状主要有视力障碍,可表现为轻度视力减退,严重者甚至出现失明,且可在数周后出现视神经萎缩。

(3)视交叉病变:典型的视交叉病变临床上往往出现特征性的视野缺损—双颞侧偏盲。早期出现内分泌改变,晚期可出现视力障碍。如系视交叉前方病变,尤其是压迫性病变,除影响视力外,还可出现Ⅱ、Ⅲ、Ⅳ、Ⅴ、Ⅵ对颅神经受损。视交叉侧方压迫可出现单侧鼻侧视野缺损,严重者压向对侧时,可造成双侧鼻侧视野缺损。

(4)视束和外侧膝状体病变:一侧视束受损,出现不完全一致的同向性偏盲,外侧膝状体内侧病变出现双眼下半部盲,外侧受损引起上半部盲,中央部损害则出现中心性视野缺损。一侧外侧膝状体完全性损害则出现对侧同向性偏盲。

(5)视放射病变:主要表现为不完全一致的对侧同向性偏盲,如顶叶病变可出现下 1/4 象限的同向偏盲。

(6)视皮质病变:视皮质病变视其病变范围而表现各异,一侧枕叶损害引起对侧同向性偏盲,可伴有黄斑回避现象。双侧视皮质损害出现皮质盲(双眼全盲)。枕叶内侧损害可引起高度一致的同向性偏盲,但中心视力保存。此外,不伴有视神经萎缩和瞳孔对光反射改变。

3.眼球运动神经病变(Ⅲ、Ⅳ、Ⅵ对颅神经)功能定位

临床根据眼运动神经受损的部位,可分为核性及核下性两大类,损害后引起眼肌麻痹和眼球活动障碍,主要表现在 3 个方面:眼球位置改变(斜视);眼球运动障碍(运动受限或运动幅度变小);复视。

(1)动眼神经核及核下性损害:由于动眼神经核在中脑内分散于相当大的区域,因此核性损害时眼肌常呈不完全性麻痹,瞳孔括约肌往往不受影响,加之两侧的动眼神经核比较接近,故核性损害可以呈双侧性。核下性动眼神经麻痹一般为单侧性,常呈完全性,眼内肌和眼外肌同时受累,而且瞳孔括约肌麻痹可以先发生。

(2)滑车神经核及核下性损害:单一的滑车神经损害,临床上颇为少见,且不易确定核性或核下性;一般而论,若是核性损害,因滑车神经核发出的纤维交叉到对侧,损害后引起的上斜肌麻痹,但与其他颅神经受损不同,不是在病灶侧而是在病灶对侧。滑车神经麻痹主要表现为患者向下看时十分困难,尤其是下楼梯特别明显。

(3)外展神经核及核下性损害:外展神经核性损害常伴有向病灶侧的眼球协同运动障碍和周围性面神经麻痹,而核下性损害往往没有这一特征,只是单纯表现出眼球外展受限和复视。

4.三叉神经病变功能定位

三叉神经损害临床上主要表现为感觉和运动障碍两种症状。感觉障碍主要表现为面部皮肤、结膜、口腔、舌、软腭、硬腭和鼻黏膜的感觉缺失或减退,角膜反射消失。由于三叉神经的感觉纤维在脊束核和周围神经的排列顺序不同,因此损害时可发生不同分布类型的感觉障碍。如三叉神经脊束核与面部感觉的解剖分布关系似"洋葱头样",即口唇周围感觉传至三叉神经脊束核最上端,而口唇以后的面部感觉则以同心圆的方式自上而下地与三叉神经脊束核相联系,愈是在面后部的感觉则传入到核的最下部,因此核性损害与周围神经损害的重要鉴别点主要是感觉分离和脊束核临近结构损害,以及出现延髓外侧部或颈髓上段受损的表现。

三叉神经损害的运动障碍主要表现为以下两方面。

(1)一侧核上性纤维受损,所支配肌肉不发生瘫痪,如果是两侧皮质延髓束受损时,则出现双侧咀嚼障碍,下颌反射亢进。

(2)核性和核下性损害,则表现为颞肌及咬肌麻痹,并可出现肌萎缩。由于翼内、外肌麻痹,故张口时下颌偏向患侧。

三叉神经感觉部分的刺激性症状最常见的是三叉神经痛,而运动根刺激症状主要为咀嚼肌紧张性痉挛(牙关紧闭)和阵挛性痉挛(咀嚼痉挛)。

5.面神经病变功能定位

面神经受损主要表现为面肌运动功能障碍,依其损害部位的不同,而临床表现各异。

(1)核上性损害:核上性损害主要产生中枢性面瘫,主要表现对侧面下部肌肉完全瘫痪,如果是一侧皮质脑干束受损而引起的中枢性面瘫则往往只出现随意运动麻痹,而情感运动如自发性笑、哭或其他情感表现的不随意收缩仍可存在。相反,如果情感性面肌麻痹不伴有随意性面瘫时,则提示对侧辅助运动区、额叶白质、颞叶中部、岛叶、基底节区、丘脑、丘脑下部和中脑背部损害。

(2)核及核下性损害:面神经核及其核下性损害主要表现为周围性面神经麻痹,即患侧额纹减少,不能闭眼,鼻唇沟浅,示齿时口角歪向对侧,鼓腮及吹口哨时,患侧漏气,不能噘嘴等。不同部位损害的定位是以下几点:①脑桥病变:出现同侧周围性面瘫,常同时伴同侧外展神经麻痹及对侧偏瘫;②桥小脑角病变:早期出现耳鸣继而耳聋,如损害中间神经则出现舌前 2/3味觉障碍和泪腺分泌减少,晚期出现周围性面神经麻痹;③膝状神经节病变:同侧周围性面瘫,舌前 2/3 味觉障碍,可伴有耳痛;④镫骨神经起点以前病变:同侧周围性面瘫,舌前 2/3 味觉丧失,听觉过敏但泪腺分泌不受影响;⑤面神经管内病变:仅出现周围性面瘫,无味觉、听觉和泪腺分泌障碍;⑥腮腺和面部病变:损伤面神经部分分支,造成不完全性面瘫。

6.前庭耳蜗神经病变功能定位

(1)前庭神经病变:主要表现为眩晕、眼球震颤和平衡障碍等症状。前庭性眩晕常呈发作性,发作时间可自数分钟、数小时至数天不等。患者常感到周围环境环绕自身旋转,有时可突然倾倒。前庭性眩晕发作时,常伴有恶心、呕吐、面色苍白、血压下降等血管运动紊乱症状。临床上如考虑系前庭性眩晕需进一步鉴别是周围性还是中枢性,前者由内耳及前庭神经病变引起,而后者系前庭神经核及其核上传导经路病变所致。前庭系统或其中枢经路病变引起的眼球震颤,其特点为具有快、慢节律性,可有水平、垂直、旋转及斜向性等不同方向,往往伴有自发性倾倒及听力障碍或脑干受损征象。前庭性共济失调以平衡障碍为主,静止时与运动时均出现平衡障碍为其特征,与小脑性共济失调不同点为眩晕、眼球震颤十分明显。

(2)耳蜗神经及其通路损害后,主要临床表现为耳聋,耳鸣等听觉功能障碍。感觉性耳聋的病变定位包括:①大脑损害:听觉皮质损害,即使是双侧损害,一般不会导致完全性聋。一侧听觉皮质损害,可出现对侧甚至双侧轻微听力障碍。②脑干损害:严重的双侧脑干损害,可发生双侧听力下降,但往往同时伴有脑干损害的其他临床表现,脑干诱发电位和 MRI 可帮助定位。③周围神经损害:周围性耳蜗神经受损,临床可出现部分性或完全性耳聋,其特点是高频率听力先受影响,然后向中、低音频率扩展;气导大于骨导,均可缩短,双耳骨导比较试验偏向健侧。

7.后组颅神经(Ⅸ、Ⅹ、Ⅺ、Ⅻ)病变功能定位

舌咽神经、迷走神经、副神经及舌下神经为最后 4 对颅神经,由于他们在解剖和临床上彼此紧密相邻,关系密切,所以临床习惯上把他们称为后组颅神经。

(1)舌咽神经病变功能定位:一侧核上性损害不出现神经系统症状,双侧皮质脑干束受损,出现延髓性麻痹症状。一侧舌咽神经受损,病变同侧出现下列症状:①腭弓麻痹;②软腭及咽部感觉减退或丧失;③舌后 1/3 味觉与一般感觉障碍;④腮腺分泌功能减退;⑤舌咽神经痛。

(2)迷走神经病变功能定位:迷走神经损害的临床表现与病变部位有关,依其特征可推测该神经病损的部位。①核上性损害:一侧损害不出现神经系统症状,两侧损害出现明显吞咽困难与构音障碍;②核性损害:同侧软腭、咽和喉部发生麻痹,但可同时伴有其他脑神经受累表现;③胸腔上部病变:可表现为单侧喉返神经麻痹,同侧声带麻痹,吸气和发音时均无运动,声带张力减低,并可逐渐出现萎缩,而致发音粗哑;④节状神经节病变:除有喉返神经麻痹症状外,尚可伴有心搏过速和喉部感觉缺失;⑤节状神经节和颈静脉神经节间病变:咽缩肌完全或部分麻痹;双侧病变时出现明显吞咽困难,累及耳支时出现外耳道感觉减退。

(3)副神经病变功能定位:①一侧病变表现为同侧胸锁乳突肌和斜方肌瘫痪,患者头不能转向健侧,不能耸肩,静止位时呈现肩胛下垂;②两侧副神经损害时,头常后仰。

(4)舌下神经病变功能定位:①核上性损害:主要表现为中枢性舌瘫,伸舌时偏向偏瘫侧,不伴舌肌萎缩与舌肌纤颤;②一侧舌下神经损害,主要表现周围性舌瘫,伸舌时偏向患侧,同时伴有舌肌萎缩与舌肌纤颤,咀嚼困难与发音障碍,尤其是发舌音更为明显。

(二)脊神经病变定位诊断

脊神经由运动、感觉与自主神经 3 种纤维所组成,并参与组成各个反射弧,因此脊神经损伤后临床上主要产生运动障碍、感觉障碍、自主神经营养障碍、反射异常 4 个方面的症状。

1.周围神经病变

(1)运动麻痹:表现为某些肌肉或肌群瘫痪,肌张力减低,肌肉萎缩。

(2)感觉障碍:主要表现为痛觉、温觉、触觉及本体感觉减退或消失,可发生自发性疼痛、感觉异常、幻肢痛等。由于周围神经皮肤支所支配的范围通常互有重叠,因此其感觉障碍的范围往往较应出现的受损区小。

(3)自主神经障碍:可表现为泌汗、立毛、血管运动及营养障碍。如皮肤温度增高或降低,色泽苍白或发绀,水肿或皮下组织萎缩、角化过度、色素沉着或脱失,甚至发生溃疡、指甲光泽消失或变暗等。

(4)反射改变:相关深反射或浅反射减低或消失。

2.神经丛病变

脊神经丛也同样为感觉、运动、自主神经组成的混合神经,损害后和周围神经受损一样,也出现感觉、运动和自主神经功能障碍,所不同的是脊神经丛依其分布不同,病变后的临床表现各具其特征性。

(1)颈丛损害:皮支损害,出现相应神经支分布区感觉障碍或颈枕部神经痛;肌支损害,出现舌骨下肌和斜角肌、肩胛提肌、斜方肌、胸锁乳突肌无力。双侧膈神经受损,可造成明显的呼吸困难。

(2)臂丛损害:全臂丛损害上肢呈完全下运动神经元瘫痪,迅速出现肌萎缩,上肢腱反射消失,除了肋间臂神经支配的近腋部一个小块区域外,臂到肩的所有感觉几乎全部缺失。上臂丛损害主要表现为 $C_{5\sim6}$ 神经根支配的肌肉麻痹和萎缩,如三角肌、二头肌、肱桡肌,偶尔也可影响冈上肌、冈下肌及肩胛下肌等。由于感觉纤维支配的重叠,感觉障碍常不明显。肱二头肌、肱桡肌反射减弱或消失。下臂丛损害主要表现为 $C_8\sim T_1$ 神经根所支配的全部肌肉麻痹和萎缩,呈现手指不能屈曲,似爪形手。感觉缺失多见于上臂、前臂和手的内侧面,可伴有 Horner 综合征。

(3)腰骶丛损害:腰丛损害主要表现为股神经、闭孔神经和股外侧皮神经损害的症状。骶丛损害则出现坐骨神经、臀、上神经及臀下神经损害的症状。

3.神经根病变

原则上讲,神经根病变,临床上可分为局限性和多发性两种。

(1)局限性神经根病变:往往指一个或一个以上神经根损害,如损害后根可引起根性疼痛以及后根型感觉障碍。而前根损害则表现为下运动神经元性瘫痪。

(2)多发性神经根病变:病变比较弥散,可波及颅神经、脊神经后根、脊髓或周围末梢神经。临床上往往以运动障碍为主,常可呈四肢对称性迟缓性瘫痪,远端重于近端,部分患者可伴有呼吸肌麻痹。后根损害可出现根性疼痛和感觉异常,末梢神经受损发生四肢远端手套袜套型感觉障碍。颅神经受损出现周围性面瘫、延髓麻痹、眼外肌麻痹,脑脊液检查呈现蛋白-细胞分离现象等。

第三节　定性诊断

定性诊断的目的是在定位诊断的基础上,进一步确定疾病的病因与病理。

定性诊断的主要依据是:①详细的病史询问与分析;②起病的方式、病情的演变与病程;③是否累及神经系统以外的其他器官与系统;④重要的既往史、个人史、家族史及流行病学史;⑤神经系统体格检查、相关的各种辅助检查、实验室检查结果等。根据以上基本素材,全面综合地加以分析和判断,通常能够比较正确地判断疾病的性质。对于那些临床症状不典型,病因与发病机制不明确的疑难病例,暂时不能做出明确定性诊断者,应继续搜集证据并进行追踪观察。现将几类主要神经系统疾病病变性质的临床特点介绍如下。

一、感染性疾病

起病形式通常呈急性或亚急性,少数病例呈爆发性,往往于数小时至数日或数周内达到高峰。常伴有畏寒、发热、无力等全身症状和体征。辅助检查可发现外周血白细胞增高、血沉增快、脑脊液检查可找到相关病原学证据,如病毒、细菌、真菌、寄生虫、钩端螺旋体等。神经系统表现以脑实质、脑膜和脊髓损害为特征。

二、外伤

多有明确的外伤史,神经系统出现的症状、体征与外伤有密切关系。起病形式常为急性,病程特点为在极短的时间内达到高峰。亦有外伤后经过一长时间发病者,如慢性硬膜外血肿、外伤性癫痫等。X线、CT、MRI检查可提供相关部位损伤的证据。

三、血管性疾病

脑和脊髓的血管性疾病,往往起病急骤,神经系统缺失可在数秒、数分钟、数小时或数天内达到高峰。常有头痛、呕吐、意识障碍、抽搐、瘫痪等症状和体征。多数患者既往有高血压、糖尿病、心脏病等基础疾病,以及有饮酒、吸烟、高脂血症、肥胖、TIA发作等危险因素。CT、MRI、DSA、TCD有助于确定诊断。

四、肿瘤

起病大多缓慢,呈进行性加重,常有头痛、呕吐、视盘水肿等颅内压增高症状与体征。肿瘤所引起的局灶性症状依其病变部位不同而不同,如颅内肿瘤临床表现以癫痫样发作、肢体瘫痪、精神症状多见。脑脊液检查蛋白含量明显增加或找到肿瘤细胞。CT、MRI、PET检查可提供有价值的证据。

五、变性性疾病

该类疾病往往起病隐袭,进展缓慢,呈进行性加重,不同的疾病有不同的好发年龄。常选择性损害神经系统的某一部分,一般不累及全身其他系统。如运动神经元病,只选择性累及运动系统;Alzheimer病主要累及大脑皮质。

六、脱髓鞘性疾病

该类疾病多呈急性或亚急性起病,病程中常有复发与缓解倾向,症状时轻时重,病灶分布较弥散,最常见的疾病有多发性硬化、急性播散性脑脊髓炎等。CT、MRI检查有助于诊断。

七、营养及代谢障碍疾病

起病缓慢,病程长,多呈进行性加重,神经系统损害仅为全身性损害的一部分,常有其他脏器损害的证据。实验室检查可发现血或尿中某些营养物质缺乏或代谢产物异常。

八、遗传性疾病

该类疾病多在儿童或青春期起病,部分病例可在成年期起病,多呈缓慢进行性发展,有遗传家族史,基因检测对确立诊断有重要价值。

九、中毒及环境相关疾病

中毒所致的神经系统损害,除急性中毒外,多数慢性中毒者起病均缓慢,中毒所致的神经功能缺失与毒物的毒性相吻合,可同时伴有其他脏器或系统损害。神经系统受损的表现可为急性或慢性中毒性脑病、多发性周围神经病、帕金森综合征等。毒物检测有助于诊断。

十、产伤与发育异常

发育异常的先天性疾病一般为缓慢发生,病程呈实用临床神经病学进行性加重,症状发展到高峰后则有停止的趋势。围生期损伤,往往有产伤史,临床较多见为颅内出血和缺血缺氧性脑病,中—重度病例多表现有高级神经功能障碍。

第四章　神经系统解剖生理与定位诊断

第一节　大脑皮质病变的解剖生理与定位诊断

大脑皮质是覆盖于大脑半球表面的一层灰质。小部分位于外表,大部分折进脑沟内。每个大脑半球可分为背外侧面、内侧面、底面三部分。在外侧面上可见到 4 个脑叶:额叶、顶叶、颞叶与枕叶。岛叶藏于外侧裂的深部,为额、颞、顶三叶所覆盖。大脑皮质含 3 种神经成分(传入纤维、传出神经元、联络神经元)、三种细胞(锥体细胞、颗粒细胞和梭状细胞)。皮层构造的基本形式有 6 层;①分子层,主要是一些细胞树突和轴突末梢及传入纤维,仅含有少量的颗粒细胞。②外颗粒层,主要含有星形细胞及小锥体细胞,只有很少量的颗粒细胞。③外锥体细胞层,亦称锥体细胞层,主要为典型的锥体细胞。④内颗粒层,主要为星形细胞。⑤内锥体细胞层,亦称节细胞层,主要为中型和大型锥体细胞,其间有星形细胞和 Martinotti 细胞,在中央前回和旁中央小叶还含有巨大锥体细胞,又名 Betz 细胞。⑥多形层,又名梭状细胞层,其中主要为梭状细胞,并间有星形细胞和 Martinotti 细胞。

一、额叶病变的解剖生理与定位诊断

在各个脑叶中,额叶的范围最大,约占半球表面的 1/3,位于大脑的前部,其所包括的范围,由额极到中央沟,以外侧裂后下界分为上外侧面(背侧面)、下面(底面)和内侧面。上外侧面在中央沟以前,外侧裂以上,有中央前沟及额上、下沟,而分出中央前回及额上、中、下回;下面亦即额叶眶面,包括外侧裂起始处以前的部分,有嗅沟、直回和眶回;内侧面在扣带回以上,中央沟沿线以前的部分,有额内侧回和旁中央小叶的前部。作为额叶岛盖的额下回又被外侧裂的水平支和前升支分为眶部、三角部和盖部,在优势半球上的三角部和盖部合称为 Broca区,通常认为这是皮质的运动性言语中枢。

(一)额叶底面病变的定位诊断

1.额叶底面的解剖生理

额叶底面也叫眶面,嗅沟把额叶底面分成内侧部狭窄的直回、外侧部宽大的眶回。直回是嗅脑的一部分;眶回的沟把眶回分成前部和后部,内侧部和外侧部。额叶底部和中枢神经系统有广泛的联系,自眶回发出的纤维有至丘脑下部的纤维、至丘脑背内侧核的纤维、至丘脑下部后方核团的纤维、至中脑和脑桥网状结构的纤维。眶回的传入纤维有来自同侧尾状核和壳核的纤维、来自同侧额极的纤维。此外,额叶与扣带回尚有纤维联系,此在控制自主神经功能与精神有关的反应上有非常重要的意义。重要的纤维联系有 2 个,一是向扣带回投射的纤维,起于乳头体,经乳头丘脑束至丘脑前核,再投射至扣带回;二是向眶额部各回投射的纤维,起于下丘脑,至丘脑背内侧核,再至眶额部各回,同时自眶额部各回及扣带回发出纤维至神经系统下级中枢。

2.额叶底面病变的临床表现

(1)精神、智能障碍:额叶底面病变主要表现有智能障碍、智能低下、幼稚、性格改变、近记忆减弱或丧失,并常有精神症状,如无动性缄默、情感障碍、极度兴奋和欣快、强哭强笑,有时表现为狂怒发作如毛发竖立、血压上升、瞳孔散大及攻击行为。

(2)癫痫发作:额叶底部肿瘤可有不同类型的癫痫发作,但与额叶其他部位比较,癫痫发作相对少些。如幻嗅、自动症或幻觉状态,多为额叶病变的特征,但有时见于额叶底面或扣带回的病变。

(3)运动障碍:非主要症状,可有以下表现:①运动减少:若合并有基底核或皮质下白质病变时可出现运动减少,如无动缄默症帕金森综合征。②额叶性共济失调:不如小脑病变时明显,因伴有额叶症状,可与小脑病变鉴别。

(4)丘脑下部症状:因与丘脑下部有广泛联系,额叶底部病变时常表现有自主神经功能障碍,如食欲亢进、胃肠蠕动增强、多饮多尿、高热、排汗增多、皮肤血管扩张等。

(5)颅神经损害症状:①嗅觉障碍:系额叶底部病变最常见的症状,如嗅沟部脑膜瘤、蝶骨嵴肿瘤等,压迫嗅神经或其传导通路,很容易造成一侧或双侧嗅觉障碍。②眼部症状:病变侧常有视力减退或丧失、眼肌麻痹及眼球突出,早期先有视野改变,如中心暗点或中心旁暗点,晚期则出现视神经萎缩。

额叶底面肿瘤如发生在前颅窝,除产生嗅觉障碍外,还可造成视神经损害,侵犯眶尖部时,则出现眶尖综合征:视力减退或丧失,三叉、滑车、外展颅神经麻痹,三叉神经第一支分布区感觉障碍,角膜感觉丧失性角膜炎。由于静脉回流受阻,出现病变侧眼球突出。蝶骨嵴的肿瘤按其存在部位有不同表现:外 1/3 的肿瘤有视神经损害、眼球突出、颞骨隆起或破坏;中 1/3 的肿瘤亦有视神经损害及眼球突出,但缺少颞骨侵犯;内 1/3 的肿瘤则表现 Fostev－kennedy 综合征:病灶侧视神经萎缩,病灶对侧出现视盘水肿。颅脑外伤如发生颅底或前床突骨折,可出现前床突综合征,表现与眶尖综合征相同。如视神经有鞘内出血或视神经管有骨折,可引起视神经萎缩及视网膜剥离,出现视力障碍。

3.定位诊断和鉴别诊断

临床上出现嗅神经的损害表现,应首先考虑额叶底部的病变,出现眶尖综合征也要考虑到额叶底部病变的可能。出现智能障碍和精神症状以及自主神经功能障碍的表现都应想到是否与额叶底部病变有关。

(二)额极病变的定位诊断

1.额极的解剖生理

额极位于额叶的最前部,与中枢神经系统各部有密切的联系。传入纤维有:来自同侧顶叶、颞叶后部、枕叶、丘脑背内侧核等处的长联合纤维;来自同侧额叶运动区、运动前区及额叶底部的短联合纤维;来自同侧颞极的钩束;来自对侧额叶、顶叶、枕叶通过胼胝体的纤维。传出纤维有:至丘脑背内侧核及外侧核的纤维;至大脑各叶的联合纤维;经外囊至壳核及苍白球的纤维;经内囊至红核、黑质、中脑被盖部和脑桥与小脑的纤维。其血液供应有:起自大脑前动脉的额极动脉,分布于额极前部和内侧部;起自大脑中动脉的眶额动脉,分布于额极的外侧面与眶额部。

额极有时称为前额区或前额叶,具有运动前区的功能,又有前额叶的功能。有人认为前额区与眶回应该作为一个整体,称为眶额皮质,其生理功能与额叶底部一致,主要为调节人体的运动。额极是高级精神活动的中枢,与自主神经功能调节有重要关系。

2.额极病变的临床表现

额极病变突出的临床表现为精神症状,而无定位体征。非优势半球的损害,临床上可无任何症状,或仅有轻度精神症状,因此有把额极称作额叶的静区。额极病变时可有以下表现。

(1)精神症状:最常见的症状,也是最早的症状,早期只有记忆力减退、生活懒散,易被忽略,随着病情的加重逐渐明显。精神症状的产生与病变的部位和性质有密切关系,双侧额极或优势半球额极的明显病变容易出现精神症状,非优势半球占位性病变如伴有颅内压增高,也可出现精神症状,脑外的肿瘤引起的压迫影响到双侧额极也可出现精神症状。急性颅内压增高、急性脑缺氧、急性脑水肿、侧脑室额角急性扩大时也易引起精神症状。额极病变时患者注意力不集中,甚至对周围事物丧失注意力。近记忆力减退,最终完全丧失,出现定向力障碍,尤其是对时间及地点的定向力出现明显的障碍,严重者出现 Korsakoff 综合征(近记忆力丧失、定向力丧失);可出现额叶性视觉失认症;计算力明显障碍,有时表现为失算症,患者逐渐变为痴呆。

(2)发作性症状:①发作性强迫症状:如发作性强迫性思维。或发作性口吃。发作性强迫性思维往往是癫痫发作的先兆。②癫痫发作:发作时多有意识丧失,头与眼转向病灶对侧,病灶对侧上、下肢抽搐。有时呈精神运动性发作,与颞叶海马回、沟回的发作表现基本相同,不同的是海马回、沟回发作的幻嗅多为难闻的气味,而额极病变的幻嗅多为好闻的气味。此种情况在伴有扣带回前部受损时更为突出。

(3)运动障碍:额极病变不引起瘫痪,但可出现精巧的复杂的运动障碍。动作笨拙不协调,言语与动作不一致,病灶对侧手有时出现震颤,下肢有轻度共济失调,病变对侧可出现锥体束征,同侧出现强直性跖反射,此种现象常为额极病变的早期表现。

(4)强握反射:额极病变一个重要体征,如合并有精神症状,则额极病变更有可能,如为额叶上部病变,则在病灶对侧出现强直性跖反射。强握反射亦常见于病变对侧。

(5)颅神经症状:额极病变如向额叶底部发展,可引起嗅神经和视神经损害表现,如占位性病变,引起颅内压增高时,可出现一侧或双侧外展神经麻痹,尚可出现视盘水肿及视神经萎缩。脑疝形成时出现动眼神经麻痹及去脑强直现象。

3.定位诊断及鉴别诊断

额极病变最主要的症状是注意力丧失、近记忆障碍、定向力障碍、计算力损害,甚至痴呆。具备这些障碍的患者,都要考虑额极病变的可能,当伴有强握反射时,则额极病变即比较明确,当伴有额极性幻嗅,对额极病变的定位也很有意义。如伴有嗅神经,视神经的损害,或肢体运动障碍及运动性失语都要考虑额极损害的可能。同时要注意额叶底部有无病变。

(三)额叶背侧部病变的定位诊断

1.额叶背侧部的解剖生理

(1)中央前回:位于中央沟的前方,为随意运动的皮质中枢,结构上属无颗粒型,在节细胞层中含有 Betz 巨型锥体细胞,皮质脊髓束与皮质桥延束主要起源于此区,也有更多细小纤维可能起源于运动前区(第 6 区)或其他皮质区。此区发出的运动冲动支配对侧半身骨骼肌的运动,同时又接受骨骼肌、关节运动时的感觉,以调整更完善的随意运动,中央前回对身体各部运动的支配似一倒置的人体投影。旁中央小叶支配下肢肌肉的运动与肛门及膀胱外括约肌的运动,额叶背面支配躯干、上肢与手指的运动;额叶外侧面支配颅面、吞咽及发音肌肉的运动功能。

(2)运动前区(第6区):在运动区的前方,位于额叶背侧面,上缘宽,下端狭窄,内侧直至扣带回,此区细胞成分与运动区相似,主要为大锥体细胞,没有Betz细胞。

(3)眼球运动区:在运动前区的前方(第8区),有颗粒层,其中段为额中回的后部,为额叶眼球运动区。

额叶背侧部的传出纤维主要是皮质脊髓束,还有皮质桥延束。传入纤维包括接受丘脑腹外侧的特异性冲动及丘脑的非特异性冲动,尚有来自丘脑腹前核的神经冲动。此外,还有来自同侧额极、顶叶、颞叶的联合纤维。

额叶背侧部由大脑前动脉和大脑中动脉供血。大脑前动脉的胼缘支供应半球内侧面的运动皮质,主要是下肢的运动区和感觉区;大脑中动脉的额升支供应运动区、运动前区及眼球运动区;豆纹动脉供应内囊后肢的前2/3。

2.额叶背侧部病变的临床表现

(1)运动区病变的临床表现。

麻痹:根据病变的部位不同和范围大小,临床上可有不同的麻痹表现。病变位于中央前回中下部时,表现为病变对侧上肢的单瘫,以上肢的远端如腕及手指的运动障碍最突出,出现类似桡神经麻痹的表现。病变位于中央前回内侧面时,表现为对侧下肢的单瘫,亦为远端即足与小腿运动障碍最明显,与腓神经麻痹相类似。病变位于背侧面及内侧面时,出现病变对侧上、下肢瘫,但程度不等,半卵圆中心病变引起的偏瘫程度不等尤为明显。病变位于中央前回背外侧下部时,出现病变对侧上肢及颜面下部的麻痹;病变位于中央前回下部、岛盖部、额极、额叶底面或颞极时,出现病变对侧中枢性面瘫,如为优势半球病变,常伴有运动性失语。如病变损害双侧旁中央小叶,表现为双下肢瘫痪,以远端为显著,并伴有排便排尿障碍,有时还伴有一侧上肢的瘫痪。

反射异常:病变对侧浅反射减低或丧失,深反射亢进,如为急性病变,早期深反射减低或消失。深反射亢进的同时常伴有踝阵挛、髌阵挛及腕阵挛。上肢可出现Hoffmann征,下肢可有Babinski征和Rossolimo征。

癫痫发作:此为中央前回的代表性症状,多表现为病灶对侧的部分性运动性发作,亦可发展为全身性的发作。首先开始出现抽搐的部位与病灶位置直接有关,癫痫发作后抽搐的肢体可有一段时期的瘫痪,称为Todd麻痹。若在癫痫发作前已有瘫痪,癫痫发作可使瘫痪暂时加重。

(2)运动前区病变的临床表现:①运动障碍:运动前区病变可使对侧上、下肢出现麻痹,此种麻痹可能为一过性的,伴有精细运动障碍,粗糙运动尚保存,运动前区病变的特点是瘫痪呈痉挛性。慢性进行性病变往往先出现肌张力增高,后才出现瘫痪,同时伴有运动性失用为其特征。同时有协调运动障碍,或出现病理性联合运动。②异常反射:运动前区病变时出现强直性反射,在上肢表现为强握反射,于病变对侧手中放置物品,患者立即紧握该物,长时间不放,此叫触觉性强握反射。当患者眼前出现一物体,尚未接触其手掌,患者即不自主地伸手去抓握,叫作视觉性强握反射。强握反射见于额叶病变,尤其见于运动前区病变。足的强直性反射表现为强直性跖反射,此多见于病变对侧,偶见于病变的同侧。额叶或运动前区病变时可出现吸吮反射或噘嘴反射,即当叩击患者上、下唇时出现吸吮或噘嘴动作。额叶运动前区病变时的突出表现为出现屈曲性病理反射,如于病灶对侧出现 Hoffmann 征、Rossolimo 征、Bechterew 征等,并可出现 Mayer 征及 Leri 征。③癫痫发作:运动前区病变引起癫痫发作的特征表现为先出现头与眼球及躯干向病灶对侧扭转,以后才出现意识障碍。④眼球运动症状:额中回后部损坏性病变出现两眼向病灶侧注视,刺激性病变两眼向病灶对侧注视,同时眼与头还可向病灶对侧扭转,并出现抽搐性眼震;双侧额叶病变时出现眼球浮动性运动,患者视觉注意力低下,以及视觉性共济失调。

3.定位诊断与鉴别诊断

额叶背侧部主要包括运动区及运动前区,当出现有肢体瘫痪时,尤其是一侧部分肢体瘫痪时都要考虑此区的病变,部分运动性癫痫发作对此区病变的诊断有很大支持,根据癫痫发作表现的部位及运动障碍的部位,能更具体地提示病变的位置。如先有肌张力增高,后有肢体瘫痪,提示病变在运动前区;癫痫发作表现为向一侧扭转,也提示为运动前区病变引起。

二、顶叶病变的解剖生理与定位诊断

(一)顶叶的解剖生理

顶叶位于枕叶之前,额叶之后,颞叶之上,在半球的外侧面上,顶叶的前界为中央沟,界限较清楚,后界为自顶枕裂上端向下至枕前切迹的连线,下界为外侧裂向后至顶枕线的延线。后界与下界均为人为的界限,实际上顶叶向后逐渐移行为枕叶,向下移行为颞叶。顶叶有中央后沟和顶间沟两条彼此相垂直的主要沟。中央后沟为中央后回的后界。顶间沟把顶叶除中央后回以外的部分划分为顶上小叶和顶下小叶。顶下小叶主要包括缘上回和角回,缘上回围绕外侧裂的末端,角回围绕颞上沟的末端。还有在颞中沟的末端有一顶后回。中央前回和中央后回向大脑内侧延续,构成旁中央小叶。

中央后回接受丘脑腹后内侧核及腹后外侧核来的纤维,顶上小叶还接受来自丘脑枕的纤维。顶叶与额叶、颞叶、枕叶、Rolando 运动区、扣带回发生联系,通过胼胝体与对侧顶叶发生联系。顶叶还发出纤维至丘脑的腹后内侧核、腹后外侧核、丘脑外侧核及丘脑枕。

顶叶接受大脑前、中、后三条血管的血液供应,大脑中动脉发出顶前支供应中央后回,顶后支供应顶上小叶和缘上回,角回支供应角回,大脑前动脉的胼缘动脉发出旁中央支供应旁中央小叶。大脑后动脉发出顶枕支供应顶枕沟附近的半球内侧面,发出后内侧中央动脉供应内囊后支的后 1/3。

中央后回接受来自对侧身体的深、浅感觉冲动,为皮质感觉中枢,其上部及旁中央小叶的后半部,为下肢的感觉,中部为躯干及上肢的感觉,下部为头面部的感觉。顶上小叶为实体觉的分析区,缘上回为运动中枢,角回在优势半球为阅读中枢。旁中央小叶还是管理膀胱和直肠的中枢。皮质的感觉区在功能上尚有一定的划分,中央后回的最前部主要是识别空间的区域,中央后回的中部主要是识别物体异同的区域,顶上小叶及缘上回主要是识别刺激强度的区域。

(二)顶叶病变的临床表现

1.感觉障碍

顶叶病变时出现对侧偏身深浅感觉障碍。

(1)两点识别觉障碍:在病变早期即可出现,手部障碍较为突出。

(2)定位觉障碍:不能正确判断刺激的部位。

(3)触觉滞留:当触觉刺激去除后仍有触刺激的感觉。

(4)触觉失认:即实体觉障碍,患者在闭眼情况下不能辨别手中物体的形状、大小、重量等,不能识别为何种物体。

顶叶病变时的感觉障碍常是不完全型偏身感觉障碍,感觉障碍区与健康侧分界不明显,而是逐步移行,肢体的远端感觉障碍较明显,上肢重于下肢,躯干腹侧重于背侧,口、眼及肛门周围常无感觉障碍。顶叶病变时尚可有对侧肢体的自发性疼痛,称为假性丘脑综合征。

2.体像障碍

体像障碍可有以下表现形式。

(1)偏瘫失注症:虽有偏瘫,但不关心,不注意,似与自己无关。

(2)偏瘫不识症:否认自己有偏瘫,甚至否认瘫痪的肢体是自己的肢体。

(3)幻肢现象:认为瘫痪的肢体已经丢失,或感到多了一个或数个肢体。

(4)偏身失存症:感到失去偏身,可伴有或不伴有偏瘫。

(5)手指失认症。

(6)左右分辨不能症。

(7)自体遗忘症:对有或无瘫痪的肢体不能认识,遗忘。

(8)躯体妄想痴呆:对有或无瘫痪的肢体发生错觉、妄想、曲解、虚构。

3.Gerstmann 综合征

Gerstmann 综合征包括手指失认症、左右分辨不能症、失写症、失算症。病变部位主要涉及优势半球缘上回、角回及至枕叶的移行部位。

4.失结构症

失结构症系指对物体的空间结构失去进行组合排列的能力,缺乏立体关系的概念。在非优势半球病变时比较明显。

5.顶叶性肌萎缩

顶叶病变时对侧肢体可见肌萎缩,多见于上肢的近端,偶见于上肢的远端,常伴有手的青紫、皮肤变薄、局部发凉、排汗障碍骨关节病变等,可能因顶叶病变而继发营养障碍所致。

6.运动障碍

顶叶病变时常出现对侧偏瘫或单瘫,此为中央前回或锥体束受损所致。

7.前庭症状与共济失调

顶叶可能是前庭中枢的一部分,顶叶病变时可出现步态不稳、共济失调,可能与深感觉障碍有关,有时表现为小脑性共济失调。

8.发作性症状

可见感觉性部分性癫痫发作,往往继之以部分性运动性发作,发作后常有一过性感觉障碍。

9.视觉障碍顶叶病变

如累及视觉通路,可出现视物变形、视觉滞留、视觉失认、色彩失认、对侧下 1/4 象限性盲等。

(三)定位诊断和鉴别诊断

顶叶病变的诊断主要根据顶叶病变时的一些临床特征表现,其中最重要的是一些感觉障碍,如两点识别觉、定位觉、实体觉、体像障碍通常提示顶叶皮质的病变;癫痫的感觉性部分性发作则提示为皮质感觉区的刺激性病变;出现 Gerstmann 综合征、失读、失用以及命名性失语等提示为缘上回、角回及顶叶移行至颞、枕叶部的病变;失结构症的出现亦说明为顶叶的损害;如先有偏侧运动障碍,以后出现感觉障碍,表明病变由运动区向感觉区发展;如先有感觉障碍,以后出现运动障碍,表明病变由感觉区向运动区发展,此常提示为占位性病变;癫痫由感觉性部分性发作扩展为运动性发作,说明病灶在皮质感觉区;如由运动性部分性发作扩展为感觉性发作,说明病灶在皮质运动区;如出现视野的同向性下 1/4 盲,病变可能在顶叶的下部;如出现视物变形、视觉失认等,病变有可能在顶叶的视觉通路;偏身感觉障碍可能为顶叶病变所致,亦需注意为丘脑或内囊后肢病变的可能。

三、颞叶病变的解剖生理与定位诊断

(一)颞叶的解剖生理

颞叶位于外侧裂之下,颅中窝和小脑幕之上。以两条假想线与顶叶及枕叶为界,前端为颞极。其前上方为额叶;后上方为顶叶,后方为枕叶。背外侧面借颞上沟及颞下沟将颞叶分颞上回颞中回和颞下回,颞上回的尾端有一斜行卷入外侧裂的颞横回,颞下沟位于颞叶底面,在与其相平的侧副裂之间为梭状回,侧副裂和海马裂之间为海马回,海马裂在颞叶下部内侧面。海马回钩位于小脑幕之上,靠近小脑幕切迹的边缘。

颞上回的第 41、42 区及颞横回为听觉皮质区。颞上回的后部在优势半球为听觉言语中枢,称为 Wernicke 区,此区还包括颞中回后部及顶下小时的缘上回及角回。此区也称为言语区。海马回沟为嗅、味觉中枢。颞叶的前部为新皮质,称为精神皮质,人类的情绪和精神活动不仅和眶额皮质有关,与颞叶也很有关系,尤其海马回与记忆有关颞叶的新皮质与额顶、枕叶的新皮质有纤维相联系,海马与基底核与边缘系统有联系,前联合的纤维联系两侧颞叶。皮质听觉区接受来自内侧膝状体的冲动,通过胼胝体接受来自对侧颞叶的冲动。钩束绕过外侧裂联系颞极与额极。扣带束有纤维至海马回,扣带束前部与钩束相连,同时也接受来自丘脑前核及背侧核、脑干网状核来的冲动。颞叶的传出纤维有皮质膝状体束和皮质中脑顶盖束。

颞叶的血液供应主要有 3 支,大脑中动脉的颞前支供应颞极外侧面,颞中支供应颞叶外侧面中央部,颞后支供应颞叶后部。大脑后动脉发出颞前支供应钩回、海马回及梭状回的前部。脉络膜前动脉供应颞极、海马回与钩回。

(二)颞叶病变的临床表现

1.颞叶癫痫

颞叶病变常出现癫痫发作,多表现为精神运动性发作,可有意识朦胧、言语错乱、精神运动性兴奋、定向障碍、情绪紊乱、幻觉、错觉、记忆缺损等,记忆障碍常为发作的基本症状,可有远记忆力、近记忆力及现记忆力障碍,时间及地点的记忆缺损明显。还可出现视物变形、变大、变小等。可有听到各种声音的幻觉,或呈发作性耳鸣。自动症也是颞叶癫痫的一种常见表现,发作时其活动非为意识所支配,可有毁物、伤人、冲动、自伤、裸体、惊恐、发怒等精神兴奋表现,或出现反复咀嚼、吞咽、努嘴、摸索、走动等无目的性动作。患者常伴有梦幻觉,颞叶癫痫常有各种先兆,其中以嗅觉先兆最常见,闻到一些极其难受的气味;此在海马回的钩回病变时最常出现,故称为"钩回发作",还可出现幻味,为发作性,口内有怪味,也是钩回发作的一种表现。

2.记忆障碍

颞叶海马回破坏时可出现记忆障碍,通常在双侧损害时出现,仅一侧损害时则无记忆障碍。记忆障碍可伴有定向障碍。

3.听觉与平衡障碍

一侧听觉皮质区损害时仅有轻度双侧听力障碍,但不易判断声音的来源,双侧破坏时可导致皮质性全聋。颞上回一带也是前庭的皮质中枢。颞叶病变时可有眩晕与平衡障碍,还可出现一种所谓"眩晕性癫痫"。

4.言语障碍

优势半球颞上回后部听觉言语中枢损害时可出现感觉性失语,患者能听到讲话的声音,但不能理解其意义,自己的言语亦不能听懂,常常语无伦次或跑题,使听者不能理解其意义,称为谵语性失语症。优势半球颞上回后部与顶叶缘上回的移行区损害时,还可出现命名性失语。

5.视野缺损

颞叶病变常出现同向性上 1/4 象限性盲,但视野缺损两侧不对称,颞叶后部病变的视野缺损两侧则较对称。颞叶肿瘤先为上 1/4 象限盲,以后渐出现同向性偏盲。外伤或血管性病变亦可出现象限性或同向偏盲。

6.眼球运动与瞳孔改变

颞叶性癫痫表现为精神运动性发作时,常出现瞳孔散大,对光反射丧失。颞叶内占位性病变较大脑半球其他部位更容易引起小脑幕切迹疝,而出现动眼神经麻痹。

7.运动障碍

颞叶病变侵及额叶运动区时,可出现对侧面瘫、上肢瘫或偏瘫。若优势半球病变,特别是颞极病变更易牵涉到 Broca 区,而引起运动性失语。

(三)定位诊断和鉴别诊断

颞叶被称为脑的哑区,常不产生明显的局灶症状,如出现有精神症状、记忆及定向障碍,要想到有颞叶病变的可能。有癫痫的精神运动性发作、视物变形、视物显大症、小视、自幻症幻嗅、幻味等则支持为颞叶的病变,有感觉性失语则充分提示颞叶 Wernicke 区的病变。出现上 1/4 盲应首先考虑到颞叶的病变;不太对称的偏盲亦提示为颞叶病变,由上 1/4 盲逐渐发展为偏盲提示颞叶的肿瘤。沟回发作常见沟回附近的肿瘤。

第二节 大脑后部病变的解剖生理与定位诊断

一、大脑后部的解剖生理

大脑后部包括顶叶后部、颞叶后部、外侧裂后部区域,枕叶、侧脑室三角区等处,顶叶、颞叶和枕叶在解剖学上没有明显的境界,在生理上和临床上也是密切相关的。枕叶在大脑半球的后端,位于小脑幕上方,是大脑后部的主要组成部分。内侧面借顶枕裂与顶叶分界,距状裂由前向后水平走至枕极,枕极为枕叶最后之尖端。距状裂上方为楔叶,下方为舌回。枕叶在半球外侧面所占面积较小。

视觉有一级中枢,第一级视觉中枢在距状裂两侧的楔叶和舌回,接受来自外侧膝状体的视放射纤维。视放射纤维先向前行进入颞叶,再弯向后行到达距状裂两侧。后枕部接受来自额叶、顶叶、颞叶和内囊的纤维,投射至第二级视觉中枢,即旁纹状视觉皮质。第三级视觉皮质中枢即枕叶前视觉皮质,接受顶叶后部与颞叶后部来的纤维。枕叶还接受对侧视觉中枢经胼胝体来的联合纤维;由额叶眼球运动中枢来的纤维至对侧眼球运动皮质;顶叶视觉皮质与顶、颞叶和角回有纤维联系。枕叶传出纤维有自距状裂级视觉中枢至第二级视觉中枢的纤维。自二级视觉皮质发出的纤维至顶叶前部与角回视觉皮质中枢,并至额、顶、颞叶及岛叶皮质,发出质中脑顶盖束、皮质中脑束至中脑顶盖核,发出皮质束由角回至顶颞部皮质及眼球运动皮质。

第一级视觉中枢(纹状皮质)为黄斑在枕叶后部的投射区,司中心视力,此区相当大;视网膜周缘部纤维投射至距状裂的前方,司周边视力。视网膜下部的纤维至距状裂下唇,视网膜上部纤维至距状裂上唇。

第二级及第三级视觉中枢病变时出现视觉失认及反射性眼球运动,表现对物体追索。角回、Wernicke 区及顶、颞叶皮质是阅读、感觉性言语中枢,为复杂的视觉、听觉的理解分析区。

大脑后部接受大脑中动脉及大脑后动脉的血液供应,大脑中动脉的顶枕支供应角回、顶叶前部及后部。顶颞支供应 Wernicke 区和顶、颞叶皮质。大脑后动脉的距状裂支供应枕叶内侧面视觉中枢。颞后支供应内侧面颞枕叶度质,后外侧中央支供应外侧膝状体及内囊后部的视放射。

二、大脑后部病变的临床表现

(一)中枢性偏盲

大脑后部病变时产生中枢性同向偏盲,中枢性偏盲有黄斑回避现象,即黄斑部的视力不受损。

(二)识别障碍

大脑后部损害时出现识别功能障碍;优势半球损害时出现感觉性失语、失读、失写、失算、失用及各种失认症,如视觉失认及两侧空间失认等,Gerstmann 综合征即此区的病变所致。非优势半球病变时此类症状不明显。

(三)视觉发作

大脑半球后部发生刺激性病变时引起视觉发作,有时为癫痫的先兆。表现为在病灶对侧视野出现单纯性幻视。枕叶或顶枕叶病变引起不成形幻视,如闪光、亮点、火花等,即光与色的幻觉,影像不具体。颞叶和颞枕部病变时引起成形性幻觉,即在视野范围内出现具体景象、人物等。如出现视物变大或变小,并伴有自动症时为一侧颞叶病变。视物变形即变视症,亦为颞叶病变时的视觉发作症状,视觉滞留见于顶枕叶病变。

三、定位诊断和鉴别诊断

如出现感觉性失语、失读、失写、失算、失用及各种失认症,则病变应在优势半球后部颞、顶、枕叶移行区。如出现中枢性偏盲,病变应在外侧膝状体至枕叶视觉皮质区。中枢性偏盲有黄斑回避现象,瞳孔光反射正常,无视神经萎缩,这有别于视束病变引起的同向偏盲。枕叶病变引起的偏盲两侧是对称的,这亦有别于颞叶靠前的病变引起的偏盲,枕叶及顶叶引起的象限盲多在下 1/4,颞叶病变的象限盲则多在上 1/4。关于刺激性病变引起的为视觉发作性症状,枕叶病变引起的为单纯性幻觉,影像不成形;颞叶病变引起的为成形性幻觉,如出现视物变形,尤其合并自动症,则提示为颞叶的病变。出现视觉滞留则意味枕叶的病变。

第三节 大脑深部病变的解剖生理与定位诊断

一、大脑深部的解剖生理

大脑深部包括基底核、内囊、丘脑、胼胝体等区,丘脑因属间脑范围另行叙述。基底核包括尾状核、豆状核、杏仁核和屏状核。豆状核又包括壳核和苍白球两部分。

(一)纹状体

纹状体包括尾状核和豆状核。尾状核是细长的马蹄铁形的灰质团块,紧靠侧脑室前角下缘,头部膨大位于丘脑前方,与豆状核相连,尾端较细长,沿丘脑背外侧缘向后到达丘脑后端、抵达侧脑室颞角顶端之前的杏仁核。豆状核位于岛叶、尾状核及丘脑之间,呈楔形,底部凸向外侧,尖端指向内侧;借内囊与尾状核及丘脑相隔。外髓板将之分为 2 个部分,外侧较大的部分名为壳核,内侧较小的部分名为苍白球;壳核外侧面紧贴外囊。苍白球因有许多有髓纤维横行穿过呈苍白色而得名,在发生学上,苍白球属于较古老的部分,称为旧纹状体;尾状核及壳核属于较晚的部分,称为新纹状体,现时多不用此划分的名称,而是将尾状核和壳核合称为纹状体,将苍白球包括在内合称为纹状体苍白球系统。这是锥体外系统的主要组成部分,此外,大脑基底部还有黑质、红核、底丘脑核及小脑亦属于锥体外系统的重要组成部分,而且还包括丘脑的部分。尾状棱和壳核主要由小型和中型细胞组成,是接受冲动的部分。苍白球主要由大型细胞组成,其轴突为传出纤维。壳核和苍白球有密切联系,尾状核和壳核的传入纤维主要来自额叶的运动前区和运动区的皮质,丘脑的背内侧核、腹外侧核、中间内侧核及黑质、尾状核和壳核的传出纤维多数进入苍白球,仅有少数进入黑质。苍白球还有来自运动前区皮质、丘脑及黑质的纤维,而主要来自尾状核及壳核。苍白球发出的纤维至丘脑的腹前核及腹外侧核,有纤维经内囊至脑干被盖部。中央被盖束为苍白球与下橄榄核、被盖与下橄榄核、红核与下橄榄核的联系纤维。还有纤维至底丘脑、下丘脑、脑干网状结构散在的核及某些颅神经运动核。皮质运动区经锥体束来完成目的性精细运动,而运动前区、运动区及其他皮质区的锥体外系中枢发出冲动管理姿势调节、粗大随意运动及调节自主性功能。

(二)杏仁核

杏仁核为小的球形核团,位于颞叶深部背内侧,与尾状核尾端相连,盖以一层原始皮质。后方连接海马沟,内侧为嗅区,外侧为屏状核,背侧为豆状核。杏仁核接受外侧嗅纹的纤维,发出的纤维为终纹,终纹中部分纤维通过前联合联系两侧杏仁核。

(三)屏状核

屏状核为一片状灰质,在岛叶皮质和豆状核之间,其内侧是外囊,外侧是最外囊。其纤维联系和功能尚不清楚。

(四)内囊

内囊为一片白质区,在横切面呈横置的"V"形,尖端指向内侧。其外侧为豆状核,内侧为尾状核头部及丘脑。内囊是大脑皮质与下级中枢许多重要纤维所经之通道。分为前肢、膝部和后肢三部分,前肢的纤维组成包括丘脑皮质和皮质丘脑纤维,丘脑外侧核借此与额叶皮质联系。额桥束是额叶至脑桥核的纤维,还有尾状核至壳核的纤维。膝部为皮质桥延束的纤维,支配脑干各运动颅神经核。后肢分为3部,前2/3为皮质脊髓束,为皮质运动区至脊髓前角纤维,后1/3为丘脑外侧核至中央后回的感觉纤维,在豆状核的下方称豆状核底部,有发自颞叶和枕叶的颞桥和枕桥束,终止于脑桥核。有听放射,为内侧膝状体至颞叶听觉皮质的纤维;有视放射,为外侧膝状体至枕叶距状裂皮质的纤维。

(五)大脑深部的血液供应

来自大脑中动脉的豆纹动脉供应尾状核的头部、壳核与苍白球的外侧部,来自大脑前动脉的内侧纹状动脉发出分支供应内囊前肢、尾状核头部、壳核前部、豆状核的前外侧部及外囊。脉络膜前动脉供应苍白球的内侧部及尾状核尾部。大脑后动脉的后内侧中央支供应苍白球尾侧部。内囊前肢主要由大脑前动脉的返回动脉及大脑中动脉供应。膝部亦主要由大脑前动脉的返回动脉供应。颈内动脉有分支供应膝部下方。大脑中动脉的中央支供应内囊后肢的上3/5。脉络膜前动脉供应内囊后下2/5,亦即内囊后肢的背侧部乃相当于皮质脊髓束通过处,由大脑中动脉的中央支供应,内囊后肢腹侧部乃相当于丘脑皮质束及视放射通过处由脉络膜前动脉供应。

二、大脑深部病变的临床表现

(一)肌张力增高

1.慢性肌张力增高

慢性肌张力增高呈慢性进行性加重。

(1)折刀样肌张力增高:又称痉挛性肌张力增高,表现为上肢屈肌及下肢伸肌张力增高。在被动伸屈肢体时仅在某一阶段张力增高,如同拉开折刀一样,偏瘫患者常有此表现,属锥体束征。

(2)铅管样肌张力增高:在做肢体被动运动时伸肌和屈肌张力均同等增高,犹如弯铅管一样,常见于帕金森综合征患者。

(3)齿轮样肌张力增高:在既有伸屈肌张力同时增高又合并有震颤时,在做肢体被动运动的过程中有转动齿轮的感觉,此亦见于帕金森综合征的某些患者。

(4)屈肌张力增高:表现为颈部、躯干及四肢的屈肌张力均增高,整个身体屈曲,呈强迫体位,此见于帕金森综合征的晚期。

(5)扭转性肌张力障碍:以躯干及四肢的纵轴为中心,相互拮抗的两组肌肉出现交替性的肌张力时高时低,出现扭转样运动,肢体近端明显,并合并有姿势异常,此见于扭转痉挛的患者。

(6)颅神经支配肌群的张力增高:在帕金森综合征的患者有瞬目及眼球运动减少、面部表情呆板、语音低沉不清、吞咽困难、流涎等,这些均与有关肌肉张力增高有关。

2.急性肌张力增高

急性肌张力增高起病急剧,常伴有意识障碍。

(1)去皮层强直:全身肌张力增高,上肢屈曲,下肢伸直,双下肢出现病理反射。

(2)去脑强直:全身肌张力增高,四肢伸直。

(3)角弓反张颈肌强直:颈肌张力增高,颈向后仰,四肢伸直,脊柱伸肌张力增高而后弯。

(4)颈项肌张力增高:见于脑膜刺激性病变,颅后窝及枕骨大孔附近肿瘤及小脑扁桃体下疝。

(二)运动增多

1.节律性运动增多

节律性运动增多,如静止性震颤、姿势性震颤、意向性震颤、肌阵挛等。

2.非节律性运动增多

非节律性运动增多,如投掷运动、舞蹈症、扭转痉挛、手足徐动症、痉挛性斜颈等。

(三)肌张力减低

在舞蹈症、投掷运动患者伴有肌张力减低。

(四)运动减少

在帕金森综合征的患者在肌张力增高的同时,伴有动作缓慢、运动减少。

(五)内囊综合征

临床上常出现偏瘫、偏身感觉障碍、偏盲等三偏征。有时单引起偏瘫。引起单肢瘫极为少见,也不引起癫痫发作。急性内囊病变,如脑血管病开始多有锥体束休克,反射消失,肌张力减低,病理反射出现较早,随后逐渐出现腱反射亢进及折刀样肌张力增高。早期常伴有眼球向偏瘫侧注视麻痹,多在数日内逐渐恢复。如果偏瘫程度轻,上、下肢瘫痪程度相差明显,提示为内囊高位损害。

(六)胼胝体综合征

胼胝体的功能研究尚不充分,故其临床意义了解还不多。其前 1/3 损害时引起左手失用症,因前 1/3 接近运动性言语中枢,损害时可出现言语障碍。中 1/3 接连共济运动及运用中枢,损害时可出现共济失调症状。后 1/3 纤维连接两侧视与听区。胼胝体肿瘤,尤其是胼胝体前部肿瘤常引起精神障碍,患者注意力不集中、记忆力减退、思维困难、理解迟钝、定向障碍、人格改变、淡漠或激怒。

（七）大脑深部缺血性病变的临床表现

1.大脑中动脉起始部闭塞

大脑中动脉起始段发出很多条细小中央支,在 1cm 内发出者称为内侧纹状动脉,在 1～2cm 处发出者称外侧纹状动脉。中央支主要供应壳核、尾状核、内囊膝部、内囊前肢、内囊后肢背侧部。大体上内囊上 3/5 由大脑中动脉中央支供应,下 2/5 由脉络膜前动脉供应。中央支还供应外囊和屏状核。大脑中动脉起始段闭塞的主要症状为病灶对侧三偏征,优势半球病变还伴有失语。

2.大脑中动脉中央支闭塞

中央支中最重要的一支为豆纹动脉,它供应内囊的上 3/5 及大部分壳核。闭塞后仅出现偏瘫。

3.脉络膜前动脉闭塞

脉络膜前动脉多在后交通动脉起始处外侧 1.5～4.5mm 处由颈内动脉发出,主要供应脉络丛、视束的大部分,外侧膝状体的外侧部,内囊后肢下 2/5 高度的后 2/3（即相当于丘脑皮质束、视放射及听放射纤维通过处）,大脑脚底的中 1/3（锥体束通过处）及苍白球的大部分。闭塞后的临床表现：①对侧偏瘫,为大脑脚底中 1/3 软化所致。②对侧偏身感觉障碍与偏盲,为内囊下 2/5 软化所致,此三偏征是否恒久取决于侧支吻合的情况。其中偏盲多恒定。

4.Heubner 回返动脉闭塞

其症状为：①对侧偏瘫,以下肢为重,或仅有下肢瘫痪,可伴有额叶性共济失调。②对侧下肢感觉障碍。③有时有排尿障碍。④精神症状。

第四节　丘脑病变的解剖生理与定位诊断

一、丘脑病变的概述

（一）丘脑病变的临床表现

1.丘脑综合征

（1）对侧半身感觉障碍：①对侧半身感觉缺失：各种感觉均缺失,是丘脑外侧核,特别是腹后核的损害。②感觉障碍程度不一致：上肢比下肢重,肢体远端比近端重。③深感觉和触觉障碍比痛温觉重：可出现深感觉障碍性共济失调。④实体感觉障碍：出现肢体的感觉性失认。

（2）对侧半身自发性剧痛：为内髓板核和中央核受累所致,病灶对侧上下肢出现剧烈的、难以忍受和形容的自发性疼痛。呈持续性,常因某些刺激而加剧,常伴感觉过敏和过度。疼痛部位弥散,难以定出准确位置,情感激动时加重。

（3）对侧半身感觉过敏和过度：丘脑病变的常见典型症状,尤其感觉过度更是丘脑病变的特征,患者对任何刺激均极为恐怖,还可出现感觉倒错。

（4）丘脑性疼痛伴有自主神经症状：如心跳加快、血压升高、出汗增多、血糖增高等。

（5）对侧面部表情运动障碍：为丘脑至基底核联系中断所致,病灶对侧面部表情运动丧失,但并无面瘫。

（6）对侧肢体运动障碍：在急性病变时出现瞬息的对侧偏瘫，亦可出现对侧肢体的轻度不自主运动。

2.丘脑内侧综合征

病变位于丘脑内侧核群，为穿通动脉闭塞引起。

（1）痴呆及精神症状：为丘脑投射至边缘系的纤维中断所致。

（2）睡眠障碍：为上行网状激活系统经丘脑前核及内侧核向大脑皮质投射路径中断所致。

（3）自主神经功能障碍：出现体温调节障碍、心血管运动障碍、胃肠运动失调等。

（4）自发性疼痛：为内髓板核及中央核受损所致。

3.丘脑红核综合征

病变部位在丘脑外侧核群的前半部，多为丘脑穿动脉闭塞所致。

（1）小脑性共济失调：为腹外侧核病变，小脑发出的结合臂纤维在此处中断，不能投射到大脑皮质中央前回运动区，使小脑失去了大脑皮质的支配所致。

（2）意向性震颤：发生机制同上。

（3）舞蹈徐动样运动：为腹前核受损所致，多为短暂性。

（二）丘脑病变的定位诊断和鉴别诊断

丘脑是皮质下感觉中枢，损害时感觉障碍是其最主要最突出的症状，其外侧核受损时更为明显，一切感觉均受损，故当发现患者有偏身感觉障碍时总应想到是否有丘脑的病变，偏盲、偏身感觉性共济失调及偏身感觉障碍等三偏征为丘脑病变的特征，有偏身自发性疼痛亦提示丘脑病变的可能，偏身感觉过度及过敏亦是丘脑病变的典型症状。因感觉障碍出现于偏身者可以是器质性的，也可以是功能性的，病变的部位也不单是在丘脑，因此根据一些感觉障碍特征在考虑丘脑病变同时，总得排除其他部位的病变甚至功能性疾病引起的偏身感觉障碍。如偏身感觉障碍，尤其是深感觉及实体觉障碍明显，仅伴有轻度的偏身运动障碍，则提示病变在丘脑的可能性最大，但也要排除顶叶的病变。内分泌及自主神经功能障碍通常为丘脑下部的病变所引起，也要注意是否为丘脑病变的影响。至于嗜睡、痴呆、精神症状等引起的病变部位很多，单凭这些症状不能确定病变的部位在丘脑，如合并一些感觉症状，则丘脑引起的可能性很大。丘脑与基底核及中脑有密切联系，部位接近，当出现中脑及基底核症状时也要注意是否有丘脑的病变。

二、丘脑下部病变的定位诊断

（一）丘脑下部的解剖生理

1.外形

丘脑下部为间脑在丘脑下沟以下的结构，分为3个部分。

（1）丘脑下视部：为丘脑下部的前部，包括灰结节、漏斗、垂体、视交叉等。

（2）丘脑下乳头部：主要为两个乳头体，呈半球形，在灰结节后方。

（3）丘脑底部：为大脑脚和中脑被盖向前的延续，腹侧与丘脑下视部连接，其中有丘脑底核（路易氏体）、红核前核以及红核和黑质的延伸。

2.内部结构及功能

(1)核团:分4个区,从前向后为:①视前区:为第三脑室最前部的中央灰质,内有视前核。②视上区:在视交叉上方,内有视上核、室旁核及前核。③灰结节:在漏斗后方,内有腹内侧核、背内侧核。④乳头体区:在乳头体部,内有乳头体核、后核。

垂体主要分前叶和后叶,前叶为腺垂体部,是甲状腺、胰腺、肾上腺、生殖腺等靶腺的促成激素的分泌腺体。后叶是神经垂体部,为神经组织。在前叶与后叶之间有一中间叶。

(2)纤维联系:①传入纤维:海马有纤维至穹窿,由穹窿来的纤维终止于乳头体。额叶皮质、苍白球及脑干网状结构等均有纤维止于丘脑下部。②传出纤维:自乳头体发出乳头丘脑束,止于丘脑前核。自丘脑下部发出下行纤维至中脑被盖部,还有一些下行纤维止于脑干内脏运动核团。③与垂体的联系:视上核和室旁核分泌的垂体后叶素(包括抗利尿激素及催乳素)经丘脑下部垂体束输送到垂体后叶;根据身体生理需要再释放入血液。丘脑下部还有7种释放激素,刺激垂体前叶腺细胞分泌相应的激素,它们是促甲状腺素释放激素,促肾上腺可的松释放激素、生长激素释放激素、促滤泡素释放激素、促黄体化素释放激素、促泌乳素释放及抑制激素、黑色素细胞扩张素释放激素等。丘脑下部与垂体前叶之间没有直接的神经纤维联系,而是通过垂体门静脉系统进行沟通。

(3)丘脑下部的功能:丘脑下部是人体较高级的内分泌及自主神经系统整合中枢,控制交感神经和副交感神经系统的活动。①水分平衡:视上核和室旁核根据生理需要分泌抗利尿激素,控制肾脏对水分的排出与再吸收;损害丘脑下部与垂体后叶的系统可引起尿崩症。②调节自主神经:丘脑下部前区和内侧区与副交感神经系统有关,丘脑下部后区和外侧区与交感神经系统有关,通过丘脑下部以调节交感和副交感神经的功能。③调节睡眠与糖的代谢:丘脑下部视前区损害后出现失眠,丘脑下部后方损害后出现睡眠过度,丘脑下部对血糖的高低有调节作用。④调节进食功能:丘脑下部腹内侧核的内侧部有一饱食中枢,腹内侧核的外侧部自一嗜食中枢,通过这两个中枢调节进食功能。腹内侧核损害时出现肥胖症。⑤调节体温丘脑下部通过使散热和产热取得平衡而保持体温相对恒定,散热中枢忙于丘脑下部的前部,产热中枢位于丘脑下部后部。⑥调节消化功能:丘脑下部与胃肠功能有密切关系,丘脑下部损害后可引起消化道出血。⑦调节内分泌功能:丘脑下部能产生多种促垂体后叶素释放激素,丘脑下部能直接调节垂体的一些内分泌功能。

(二)丘脑下部病变的临床表现

丘脑下部解剖结构复杂,生理功能又极为重要,其重量虽只有4g左右,但其核团却多至32对,此处的病变多种多样。

1.内分泌及代谢障碍

(1)肥胖症:丘脑下部两侧腹内侧核破坏时,可引起肥胖症,破坏室旁核也可引起肥胖,而且丘脑下部前部、背侧部、视交叉上部、视束前部都与肥胖的产生有关。引起肥胖的机制可能与3个方面有关:进食量异常增加;运动减少,脂肪沉积;基础代谢降低。

(2)水代谢障碍:视上核与室旁核病变时尿量显著增加,产生尿崩症,此部功能亢进时产生少尿症。

(3)盐类代谢异常:破坏腹内侧核可引起高钠血症,破坏室旁核时尿中排钠增多,并伴有多尿。

(4)性功能异常:可表现为性早熟及性功能不全。丘脑下部结节漏斗核与性功能有关,此核发出结节垂体束,影响垂体的性腺激素的排出量。

性早熟:临床上按性早熟的程度分为 3 种,即外观上类似性早熟、不完全性早熟、完全性早熟等。外观上类似性早熟表现为新生儿或儿童期乳房发育和子宫出血,早期生长阴毛;完全性早熟应有睾丸或卵巢发育成熟,有成熟的精子或卵胞,有月经排卵,有早熟妊娠,性激素达到成人水平。性早熟女性多于男性。

丘脑下部病变引起的性早熟主要为损伤了第三脑室底部及丘脑下部的后部,除性早熟表现外尚有精神异常、智力低下、行为异常、情绪不稳、自主神经症状等。松果体病变尤其是肿瘤常引起性早熟,是由于压迫了丘脑下部所致。

Albright 综合征:病因不明,临床上有 4 个特点。①弥散性纤维性骨炎:多为偏侧性,有骨质脱钙、骨纤维变性及囊肿形成。②皮肤色素沉着:在骨质变化的皮肤上出现色素沉着。③性早熟:多呈完全型,主要见于女性。④可合并甲状腺功能亢进、神经系统有锥体束征、先天性动静脉瘘、大动脉狭窄及肾萎缩等。

性功能发育不全:系指青春期生殖系统不发育或发育不完善而言,分为丘脑下部性、垂体性、性腺性等 3 种。

丘脑下部病变的性功能发育不全:伴有肥胖症,有 2 个综合征。①Frohlich 综合征:临床症状有性功能低下,生殖系统发育不良,男性多见,伴有智力低下、肥胖、生长发育迟滞、多尿、其他发育畸形、头痛等。②Laurence-Moon-Biedl 综合征:表现有肥胖,外生殖器发育不良、生长障碍、尿崩症、智能障碍、视网膜色素变性及多指症,或指愈合畸形等。此等症状可呈完全型或不全型。

垂体病变的性功能发育不全:表现为侏儒症、性功能发育不全、垂体功能失调等。男、女皆可发生。垂体促性腺激素特异性缺乏为促性腺激素不足所致。男性阴毛稀疏,类似女性,第二性征不明显,睾丸与外生殖器很小,无精子,此为肾上腺雄性激素分泌明显不足引起。在女性如雌性激素分泌明显不足时,表现乳头、乳晕、乳房、外阴、子宫等发育不良,呈女童型,阴毛发育正常。

性腺病变的性功能发育不全:表现为第二性征缺乏、先天畸形等。

(5)糖代谢异常:动物试验刺激室旁核、丘脑前核、腹内侧核、后核时血糖增高,丘脑下部肿瘤常有血糖升高,视交叉水平或视束前区损害时血糖降低。

2.自主神经症状

(1)间脑性癫痫:其诊断依据主要为有发作性的自主神经症状,可伴有意识障碍;病史中或发作间歇期有某些丘脑下部症状;临床上有客观证据提示有丘脑下部损害,脑电图提示有癫痫表现。

(2)间脑病:包括下列 4 个方面。①代谢障碍:糖代谢障碍可出现糖尿、糖耐量试验和胰岛素敏感试验异常。脂肪代谢异常可出现肥胖、消瘦、血中脂肪酸增高。水代谢异常表现为口渴、多饮、多尿、少尿、水肿等。②内分泌障碍:表现为性功能障碍、肾上腺功能障碍、甲状腺功能障碍等。此与代谢障碍有密切关系。③自主神经功能障碍:表现为体温调节障碍,心血管运动障碍,胃肠功能障碍,尿便排泄障碍,汗液、唾液、泪液、皮脂等分泌障碍。④精神与神经障碍；精神障碍可表现为情绪不稳、易激动、抑郁、恐惧、异常性冲动、梦样状态、神经官能症状态等，神经症状的出现均为丘脑下部附近脑组织损害引起。

（3）体温调节障碍：丘脑下部后区为产热中枢。前区为散热中枢，前区损害时产生持久高热，后外侧区损害时引起体温过低，丘脑下部病变引起的体温调节障碍，可表现为中枢性高热、发作性高热、中枢性低温、体温不稳 4 种类型。

（4）循环调节障碍：丘脑下部前部损害时血压升高；后部破坏时血压下降，两处均损害或损害不均时血压不稳。

（5）呼吸调节障碍：刺激视前区的前部可使呼吸受到抑制，引起呼吸减慢及呼吸幅度变小，刺激丘脑下部中间部亦可出现呼吸抑制，甚至呼吸暂停。

（6）瞳孔改变：刺激丘脑下部后部时瞳孔散大，刺激丘脑下部前部时瞳孔缩小。

（7）消化道症状：可引起胃及十二指肠病变，主要表现为胃肠道出血。

三、丘脑下部病变的定位诊断和鉴别诊断

丘脑下部是一个内分泌及自主神经系统的中枢，丘脑下部损害的诊断依据主要根据有代谢、内分泌及自主神经功能障碍的存在。仅有其中某些临床症状，难以确定是丘脑下部病变引起；如这几方面的症状均有一些，同时又有精神意识障碍及一些神经系统的有关局灶体征，则诊断比较容易肯定。病变有些是原发于丘脑下部的，有些可能是原发附近脑组织，以后蔓延到丘脑下部的，也可能是丘脑下部未受到直接侵犯，仅在功能上受到一定影响。这要根据临床症状出现的顺序，严重的程度及可能的病因来判断。如其他定位症状出现早，而且很突出，而内分泌自主神经症状出现较晚较轻，病情是逐渐加重的，则病灶原发于丘脑下部的可能性不大，而是由附近脑组织扩展而来的，病因很可能是肿瘤；如伴有颅内压增高，则肿瘤的可能性更大。反之，如内分泌自主神经症状出现很早很突出，而其他症状是次要的，则首先要考虑原发于丘脑下部的病变，如丘脑下部症状和其他脑症状同时出现，常提示两者同时受到侵犯，尤其在一些急性病变如血管病、炎症、外伤等，患者常有昏迷、局灶体征及明显的丘脑下部症状，此种情况提示病情非常严重。对单有内分泌自主神经症状的患者可进行一些脑部的辅助检查，以明确有无丘脑下部或垂体的病变。还可做一些内分泌功能的检查，以明确障碍的严重程度，同时还要进行有关靶腺的检查，以明确内分泌代谢障碍引起的部位。对丘脑下部的病变，还要根据其临床表现来判断病变的主要部位，因为丘脑下部病变本身无明确定位体征，它与整个神经系统及全身都有广泛而密切的联系，因此在诊断丘脑下部有无病变时应进行综合考虑。

第五节　脑干病变的解剖生理与定位诊断

一、脑干的解剖生理

（一）脑干的外形

脑干位于颅后窝，在小脑的腹侧，上端与间脑相接，下端在枕骨大孔处延续为脊髓。脑干由上而下分为中脑、脑桥和延髓三部分。

1.中脑

中脑位于脑桥上方,腹侧为一对大脑脚底,内行锥体束,两脚底间为脚间窝,动眼神经由此出脑,背侧有一对上丘及一对下丘,上丘为皮质下视觉反射中枢,下丘为皮质下听觉反射中枢,滑车神经在下丘下方出脑,中脑全长有中脑导水管通过,此管上通第三脑室,下通第四脑室。

2.脑桥

脑桥位于中脑的下方,腹侧为宽阔的横行隆起,称为脑桥基底部,其向两侧渐趋狭细,称为脑桥臂,向背方伸入小脑。三叉神经由脑桥臂出脑,基底部下缘以横沟与延髓分界,沟内从中线向外依次有外展神经、面神经和听神经走出,基底正中有纵行的基底沟。脑桥和延髓的背面为一菱形窝,是第四脑室的底,底面上可见由菱形窝外侧角至中线的髓纹,此为脑桥和延髓在背面的分界线,底面正中线为一深凹的正中沟,其外侧有纵行的、与之平行的外界沟。

3.延髓

延髓位于脑桥的下方,腹侧面有纵行正中沟,两侧为锥体,其内为下行的锥体束纤维,大部分锥体束纤维在锥体下方交叉至对侧,构成锥体交叉。锥体的外侧为橄榄体,在锥体的外侧有舌下神经发出,在舌下神经的背外侧,从上到下依次有舌咽神经、迷走神经及副神经发出。

(二)脑干的内部结构

脑干和脊髓的分界标志为第一对颈神经根,但彼此之间无论从外形上还是从内部结构上都不是截然可分的。既相互延续,又有所变化。在脑干的横切面上,可发现脑干内的灰质已不是脊髓的蝶形,也不是那样集中和延续,而是分散为很多灰质核团,脑干的传导束则分布在灰质核团之间,很多传导束在脑干不同部位的内侧或周边向上、下走行,脑干的核团或传导束都有一定的分布规律,脑干网状结构在脑干内分布较广阔。

1.脑干核团

按其功能可分为颅神经核团和中继核团,颅神经核团发出根丝组成各自的颅神经,中继核团为中枢神经系统之间联系的中转站。

(1)12 对颅神经中除嗅、视 2 对颅神经外,其余 10 对颅神经的核团均分布在脑干之内,颅神经核团分别发出四种纤维:①躯体感觉性核团:接受头面部皮肤、黏膜、关节、肌腱的感觉。②内脏感觉性核团:接受各个内脏的感觉。③躯体运动性核团:支配头面部及颈部的随意肌活动。④内脏运动性核团:支配内脏平滑肌的活动及腺体的分泌。

(2)感觉性和运动性颅神经核团的分布关系:以第四脑室底界沟为界,内侧为运动性核团区,外侧为感觉性核团区,其中沿界沟两岸分布的,分别为内脏运动核团区和内脏感觉核团区。靠近中线旁和第四脑室底外侧:角的,分别为躯体运动核团和躯体感觉核团。

(3)脑干内功能相同的核团多排成一列,上下延续为断续的细胞柱。①躯体运动柱分布:动眼神经核(中脑上丘)、滑车神经核(中脑下丘)、外展神经核(脑桥中下部)、舌下神经核(延髓橄榄中下部)等为一列细胞柱。三叉神经运动核(脑桥中部)、面神经核(脑桥中下部)、疑核(延髓橄榄上部至锥体交叉)等为位于网状结构中的一列细胞柱。②躯体感觉柱:三叉神经感觉主核及三叉神经脊髓束核(脑桥及延髓)为一列细胞柱。耳蜗神经核及前庭神经核(脑桥中部至延髓中下部)为一列细胞柱。③内脏运动柱:缩瞳核(中脑上丘)、上涎核(脑桥中下部)、下涎核(延髓橄榄上部)、迷走神经背核(橄榄中下部)等为一列细胞柱。④内脏感觉柱:孤束核(脑桥中下部至延髓橄榄中下部)为一列细胞柱。

(4)脑干颅神经核团组成的颅神经、纤维联系及功能。①动眼核:组成动眼神经,支配上睑提肌、上直肌、内直肌、下直肌、下斜肌,司提上睑、眼球上视、内视、下视及外上斜视。②缩瞳核:组成动眼神经的一部分,支配瞳孔括约肌,司瞳孔缩小。③滑车神经核:组成滑车神经,支配上斜肌,司眼球外下斜视。④三叉神经运动核:组成三叉神经下颌支的运动点,支配咀嚼肌,司下颌骨上提及前、后及侧方运动。⑤三叉神经感觉主核及三叉神经脊髓束核:组成三叉神经眼支、上颌支、下颌支,接受头面部皮肤、黏膜、牙齿等部传来的触觉痛温觉。⑥外展神经核:组成外展神经,支配外直肌,司眼球外展。⑦面神经核:组成面神经,支配面部表情肌,司仰眉、蹙额、闭目、改变口形、吸吮及鼓腮。⑧孤束核(上部):组成面神经味觉支,接受舌前2/3味觉。⑨上涎核:组成面神经的一部分,支配泪腺、颌下腺、舌下腺,司泪液及唾液分泌。⑩前庭核:组成前庭蜗神经的前庭纤维,接受内耳前庭及半规管的位置及平衡觉。⑪耳蜗核:组成前庭蜗神经的耳蜗纤维,接受内耳螺旋器的听觉。⑫下涎核:组成舌咽神经的一部分,支配腮腺,司唾液分泌。⑬孤束核(中部):组成舌咽神经的感觉纤维,接受舌后1/3感觉(痛、温、味)、咽部感觉。⑭疑核(上部):组成舌咽神经的运动纤维,支配茎突咽肌,司提咽。⑮孤束核(下部):组成迷走神经的感觉纤维,接受胸腹腔脏器的内脏感觉。⑯迷走神经背核:组成迷走神经的内脏运动纤维,支配胸腹腔脏器的平滑肌、心肌、腺体及血管,司内脏运动和腺体分泌。⑰疑核(中部):组成迷走神经的运动纤维,支配咽、喉肌,司软腭上提、吞咽动作和声带发音。⑱三叉脊髓束核:组成迷走神经的感觉纤维,接受外耳道及脑膜的痛、温、触觉。⑲疑核(下部):组成副神经内支,支配咽喉肌,司缩咽。四舌下神经核:组成舌下神经,支配舌内肌和舌外肌,司舌运动。

(5)脑干中继核团:①薄束核和楔束核:位于延髓锥体交叉水平的延髓背侧,中继脊髓上升的薄束和楔束,发出纤维组成内侧丘系。②下橄榄核:位于橄榄深部,呈多皱囊袋形。③脑桥核:位于脑桥基底部,分散于横行纤维之间,中继大脑发出的皮质脑桥纤维,发出纤维组成脑桥臂进入小脑。④下丘核:位于中脑下丘深部,为皮质下听觉反射中枢。⑤上丘陵:位于中脑上丘深部,为皮质下视觉反射中枢。⑥红核、黑质:位于中脑、上丘水平,属于锥体外系统,存在于中脑的大脑脚底和被盖部之间。

2.脑干的传导束

脑干内重要的传导束主要有1个锥体束及4个丘系。

(1)锥体束:为来自额叶中央前回运动区下行的传导束,纤维行于脑干腹侧面,经中脑的大脑脚、脑桥基底部到达延髓锥体,锥体束分为皮质脑干束和皮质脊髓束两部分。皮质脑干束在下行过程中依次止于脑干各个水平双侧的颅神经躯体运动核团,唯有面神经核的下半部(其发出的纤维支配面的下半部表情肌)和舌下神经核只接受对侧皮质脑干束的支配,因此一侧皮质脑干束的损害只引起对侧面神经核下半部和舌下神经核所支配肌肉的瘫痪。皮质脊髓束一直下行至锥体下端,大部分纤维交叉至对侧,形成锥体交叉,在脊髓侧索中继续下行称为皮质脊髓侧束,相继止于脊髓各个节段的前角细胞,有一小部分纤维在锥体下端并不交叉,而是直接下行至脊髓前索,称为皮质脊髓前束,在相应的脊髓节段交叉至对侧,止于前角细胞。倘若在脑干内损伤了皮质脊髓束,则出现对侧肢体的中枢性瘫痪。

(2)脊髓丘系:脊髓丘脑束通过脑干的部分,传导痛觉及温觉等。此束起自脊髓后角细胞,纤维越至对侧侧索上行,在脑干始终靠近周边,止于丘脑的腹后外侧核。

(3)内侧丘系:起于薄束核及楔束核,发出的纤维随即越至对侧上行,位于锥体束的背侧,在延髓和脑桥内靠近中线两旁,至中脑则走向周边,止于丘脑的腹后外侧核,传导躯干及肢体的深感觉。

(4)三叉丘系:三叉神经感觉主核及脊髓束核发出的纤维越至对侧组成三叉丘系,在脑干内伴脊髓丘系上行,止于丘脑的腹后内侧核,传导面部的浅感觉。

(5)外侧丘系:起自耳蜗神经核,大部分纤维在脑桥阶段越至对侧上行,组成外侧丘系。小部分在同侧上行加入本侧外侧丘系,传导听觉。

3.脑干网状结构

脑干网状结构位于脑干中轴部位,是灰质和白质相互交杂的地区。网状结构与中枢神经系统其他部分联系十分广泛。有多种重要的功能。

(1)构成生命中枢:在延髓的网状结构内有呼吸中枢及心血管运动中枢。延髓呼吸中枢受脑桥外侧网状结构中的长吸中枢控制。

(2)网状上行激动系统:延髓、脑桥和中脑网状结构所接受的非特异性冲动,再发出轴突组成脑干网状上行激动系统,纤维主要到达丘脑(中线核、板内核、网状核、腹前核)。经多次神经元交替,到达大脑皮质,维持醒觉状态。

(3)对躯体运动的调节:网状脊髓束主要由脑桥和延髓的网状结构内 2/3 区的大、小细胞发出,大概很少数起自中脑,起自脑桥的网状脊髓束在脊髓前索内下降,称为网状脊髓内侧束;延髓网状脊髓束又称网状脊髓外侧束,其纤维有些交叉,有些不交叉,在脊髓的前外侧索内下降。网状脊髓束的纤维并不直接止于脊髓前角运动神经细胞,主要止于灰质第七、八层及其邻区。据认为,内侧束主要止于第八层,外侧束主要止于第七层,它们调节身体的肌张力。

(4)媒介各种反射:网状结构接受很多传入纤维的侧支,并与脑干很多结构发生联系,构成了很多反射弧的中间神经元。

(三)脑干的血液供应

脑干主要接受椎-基底动脉系统的血液供应。

1.延髓和脑桥的血液供应

(1)脊髓前动脉和椎动脉延髓支:供应延髓内部结构,包括锥体、锥体交叉、内侧纵束、顶盖脊髓束、舌下神经核、孤束和孤束核、迷走背核等。

(2)脊髓后动脉:供应薄束,楔束及其核团。

(3)小脑后下动脉:供应橄榄后区,包括脊髓丘系、三叉神经脊束核、三叉丘系、疑核、绳状体、前庭外侧核等。

(4)基底动脉桥支:分为 3 个组。①旁中央动脉:供应脑桥内侧部结构,包括脑桥核、锥体束。②短旋动脉:供应脑桥前外侧面的一个楔形区,包括脑桥臂、三叉神经核及其纤维、面神经核及其纤维。③长旋动脉:供应被盖区的大部分,包括三叉神经核、外展神经核、面神经核、前庭蜗神经核、内侧丘系、脊髓丘系、绳状体、脑桥臂、网状结构等。

2.中脑的血液供应

和脑桥相似,亦分为 3 个组。

(1)旁中央动脉:来自后交通动脉、基底动脉分叉处和大脑后动脉近端,在脚间窝形成血管丛,供应脚间窝底,包括动眼核、滑车核、红核、脚底内侧部等。

(2)短旋动脉:来自脚间丛、大脑后动脉及小脑上动脉,供应大脑脚部、黑质及被盖的外侧部。

(3)长旋动脉:来自大脑后动脉,主要供应上丘和下丘。

二、脑干病变的临床表现

(一)中脑病变的综合征

1.大脑脚底综合征(Weber 综合征)

中脑腹侧部的病变损害了同侧位于脚底中部 3/5 的锥体束及动眼神经,因而发生同侧动眼神经麻痹及对侧偏瘫,动眼神经麻痹完全性者居多,表现为同侧上睑完全下垂、瞳孔散大、对光反射丧失,眼球处于外下斜位,眼球向上、内收及向下运动麻痹。对侧中枢性面瘫、舌肌瘫及上下肢瘫痪。

2.中脑红核综合征(Benedikt 综合征)

病变损害了一侧红核,引起同侧动眼神经麻痹,对侧不完全性偏瘫,伴有不全瘫侧上、下肢震颤或舞蹈、手足徐动样运动。因动眼神经的髓内根丝只有一部分由红核内穿过,大部分由红核后侧向内侧迂回而行,故动眼神经麻痹多呈不完全性。

3.红核下部综合征(Claude 综合征)

中脑背侧部中脑导水管附近的病变,损害了同侧动眼神经及小脑结合臂,表现为同侧动眼神经麻痹及对侧肢体共济失调,无肢体瘫痪。

4.红核上部综合征

红核上部的病变,引起对侧肢体的意向性震颤,病变侧瞳孔缩小。

5.Nothnagel 综合征

病变位于中脑背侧部,并涉及四叠体部,出现病变侧动眼神经麻痹,一侧或双侧小脑性共济失调。

6.四叠体综合征

四叠体病变以上丘为主时,出现瞳孔散大、对光反射丧失、眼球运动障碍;以垂直运动障碍为主,主要为上视麻痹。

7.Parinaud 综合征

Parinaud 综合征属于四叠体综合征的一部分,可表现为三种类型,即上视麻痹、上下视皆麻痹、下视麻痹。以上视麻痹最常见,伴有会聚障碍及瞳孔散大,对光反射丧失。实际上当病变侵犯两侧顶盖前区、中脑被盖背侧和后连合时才出现上视麻痹,侵及双侧中脑被盖部腹侧时才出现下视麻痹。

8.中脑导水管综合征

病变位于导水管周围时,出现垂直注视麻痹、回缩性眼震或垂直性眼震、会聚障碍、瞳孔散大、眼外肌麻痹等,回缩性眼震是当眼球向不同方向注视时,出现向后收缩性跳动。

9.内侧纵束综合征

内侧纵束综合征亦称核间性眼肌麻痹,是由于两眼共同偏视的诸中枢至动眼、滑车及外展等颅神经核的纤维损害引起,表现为单眼或双眼的外展肌或内收肌的分离性麻痹,大多数有分离性水平位眼球震颤,此种眼球震颤可以是单侧性的也可以是双侧性的。临床上分为上型(前型)和下型(后型)。因为病变位于动眼神经核和外展神经核之间的内侧纵束,故称为核间性眼肌麻痹,与核性或核上性麻痹有所不同,有重要定位意义。

上型核间性眼肌麻痹的特点是内直肌在做眼球同向注视时功能丧失,但在做会聚运动时仍可正常活动,直视时没有或仅有轻度的眼球外斜,没有动眼神经其他体征。一般不出现复视。支配内直肌的周围神经并无损害,同时出现分离性眼球震颤,即在外展的一眼出现单眼眼震。核间性眼肌麻痹时出现单一的内直肌麻痹,乃属于上型,病变位于比外展神经核平面高一些的内侧纵束的部位。下型核间性眼肌麻痹为出现外直肌麻痹,外直肌在做两眼同向侧视时不能外展,并无复视,并出现分离性眼震,下型的病变位置意见尚不一致。

10.中脑网状结构病变综合征

中脑被盖部网状结构病变时,临床上出现幻觉症状,其特点为在黄昏时患者出现幻视及感觉性幻觉,如看到活动的动物、人体,美丽的景色,多彩的场面,并以此为乐,而无自知力。可伴有嗜睡、动眼神经麻痹、感觉障碍、小脑病征等。

(二)脑桥病变的综合征

脑桥病变时也会出现颅神经征、运动麻痹、感觉障碍、小脑病征等。①颅神经病征:三叉神经髓内根丝损害时,出现病灶侧面部感觉障碍、角膜反射减弱或丧失,三叉神经运动核损害时,病灶侧咀嚼肌无力并萎缩,张口时下颌偏向患侧,病变侧外展神经麻痹和周围性面神经麻痹等几乎是经常见到的。②运动麻痹:常在病灶对侧出现偏瘫,脑桥下部的病变出现同侧有外展神经及面神经麻痹,而在病灶对侧出现包括舌肌的偏瘫。③感觉障碍:在病灶对侧常出现偏身感觉障碍,因脊髓丘系与内侧丘系在脑桥内有一定距离,有时呈现感觉分离现象,大多为痛温觉障碍。三叉神经脊髓束核损害时,在病灶侧面部有痛温觉障碍。④小脑征:这是脑桥病变时很重要的表现之一,因为小脑中脚(脑桥臂)占据脑桥的一大部分,小脑上脚(结合臂)位于脑桥的上部,小脑下脚(绳状体)位于小脑的下部后外侧,所以脑桥与小脑的关系颇为密切,在脑桥有病变时,病灶同侧常出现共济失调及小脑病变的其他症状和体征。

1.脑桥腹侧正中综合征

脑桥腹侧正中综合征常由于脑桥旁正中动脉闭塞引起,出现两侧锥体束损害及小脑损害的症状和体征,出现脑桥型四肢瘫痪,因有小脑症状,故不同于大脑病变引起的双侧偏瘫。患者出现延髓性麻痹,与大脑半球病变引起的延髓性麻痹相同。

2.脑桥外侧部综合征(Millard-Gubler 综合征)

病变位于脑桥腹外侧部,是脑桥常见的病变部位,病变接近于延髓,引起外展神经和面神经的核或其根丝的损害,并伴有锥体束的损害,表现为病变同侧外展神经麻痹和周围性面神经麻痹,对侧偏瘫。

3.脑桥内侧部综合征(Foville 综合征)

病变比较接近脑桥中线,损害了外展神经与内侧纵束,表现两眼向病灶对侧持久性注视,病灶对侧偏瘫,同时伴有上型内侧纵束综合征的表现。

4.脑桥被盖部综合征(Raymond—CesTan 综合征)

病变位于脑桥被盖部,损害了内侧丘系、内侧纵束、脊髓丘系、小脑结合臂。病变同侧有外展神经与面神经麻痹,小脑性共济失调,对侧肢体出现深感觉障碍,两眼持久性转向病灶对侧。

5.小脑上动脉综合征

小脑上动脉闭塞后损害了脑桥外侧的结合臂、脊髓丘系、外侧丘系、小脑半球的上部、齿状核。临床表现为以下几点。

(1)静止时病灶同侧肢体出现不随意运动,包括头部、肩部、三角肌、肘关节及手指出现一种伸屈性划圈性徐动样运动。

(2)病灶同侧小脑症状。

(3)病灶对侧偏身分离性感觉障碍,以温度觉障碍明显。

(三)延髓病变的综合征

1.延髓旁正中综合征(延髓前部综合征)

病变位于旁正中动脉支配区。损害了锥体束、内侧丘系、舌下神经核及其根丝,出现舌下神经周围性瘫及四肢中枢性瘫,可伴有肢体深感觉障碍。

2.Jackson 综合征

病变位于延髓下部腹侧,损害了一侧锥体束及舌下神经根,出现病变同侧舌肌麻痹及萎缩,伸舌偏向病变侧,对侧偏瘫。

3.延髓外侧综合征(Wallenberg 综合征)

延髓外侧综合征亦称橄榄体后部综合征,是延髓病变最常见的综合征,病变位于延髓的外侧部,主要是由于小脑后下动脉或椎动脉闭塞引起,临床上出现五组症状和体征。

(1)病变侧软腭麻痹、声带麻痹、声音嘶哑、构音不佳,吞咽困难、饮水呛咳,为疑核损害引起。

(2)病变侧面部痛觉与温度觉减退,触觉正常,呈核性洋葱皮样分布,对侧偏身或颈部以下痛觉及温度觉减退,感觉障碍范围时有变异,为三叉神经脊束核及脊髓丘系损害引起。

(3)病变同侧小脑性共济失调,为绳状体及部分小脑损害引起。

(4)出现眩晕、恶心、呕吐、眼球震颤,为前庭神经核损害引起。

(5)同侧出现 Homer 征,为延髓交感神经下行纤维损害引起。

有时伴有病变侧外展神经或面神经轻瘫,如由于椎动脉闭塞引起,对侧可出现锥体束征。

4.延髓背外侧综合征

病变损害了绳状体和网状结构,病变侧出现 Horner 征及小脑性共济失调,故亦称小脑交感神经综合征。

5.Avellis 综合征

病变损害了延髓的疑核和孤束核及脊髓丘系,出现病变侧软腭麻痹、声带麻痹、声音嘶哑、吞咽障碍、咽喉部感觉丧失、舌后 1/3 味觉丧失、对侧头部以下偏身痛、温觉障碍、深感觉正常。

6.Babinski—Nageotte 综合征

病变损害了疑核、孤束核、舌下神经核、三叉神经脊髓束、绳状体和网状结构,临床上表现为同侧咽喉肌和舌肌麻痹,同侧舌后 1/3 味觉丧失,同侧面部痛温觉丧失,同侧共济失调,同侧

Horner 征,对侧偏瘫及痛温觉丧失,深感觉正常。

三、脑干病变的定位诊断

脑干结构相当复杂,脑干受损后所产生的症状和体征多种多样,这决定于病变的水平、部位、范围、性质等因素,故定位诊断有时比较困难,必须以脑干的解剖生理为基础,结合不同部位损害产生的临床综合征的特征,以神经系统疾病定位诊断的原则为指导,来确定病变的部位,其要点如下。

(一)脑干病变的确定

第 3～12 对颅神经核位于脑干,并由脑干发出其纤维,这些颅神经核的分布都比较接近,脑干内的传导束也比较密集。脑干内的病变常损害一个或一个以上的颅神经核或其根丝,一个或一个以上的传导束,因此在病变的一侧出现颅神经受损的症状和体征,病变的对侧出现传导束型感觉障碍或偏瘫,即所谓交叉性瘫痪或交叉性感觉障碍,交叉性症状和体征是脑干病变的特征表现,据此可确定为脑干的病变。有时脑干病变为双侧性的,即产生双侧性的交叉征,但此时则要排除脑干以上的广泛性病变。

(二)脑干病变水平的确定

颅神经核分布在脑干的不同水平,第 3、4 对颅神经核位于中脑,第 5～8 对颅神经核主要在脑桥,第 9～12 对颅神经核在延髓。根据颅神经核或颅神经受损的情况即可判断脑干内病变的水平。一侧动眼神经麻痹,对侧偏瘫,提示病变在中脑的大脑脚水平;一侧面神经周围性麻痹及外展神经麻痹,对侧偏瘫,提示病变在脑桥下段水平;一侧舌下神经周围性麻痹,对侧偏瘫,提示病变在延髓水平。但是脑干的病变有时比较弥散,或病灶较大,不是单纯地侵犯一个水平或一侧,而是侵及几个水平,两侧的水平也不尽一致,此时需根据临床具体表现做出判断。

(三)脑干病变范围的确定

确定病变的水平为纵向的定位诊断,确定病变的范围为横向的定位诊断,即判断病变在水平面分布的位置。延髓的体积较小,小的病变即可造成双侧显著的功能障碍,脑桥和中脑体积较大,同时出现两侧功能障碍的情况即相对少些。整个脑干分为腹侧的基底部和背侧的被盖部,中脑在后方还有顶盖部,被盖部主要为颅神经核的位置,基底部主要为传导束通过之处,颅神经核发出的根丝基本上是通过基底部由腹侧出脑。被盖部的病变以颅神经症状和体征为主,基底部的病变则以传导束的症状和体征为主,如累及颅神经根丝,则伴有颅神经受损的表现,综合以上情况判断不同的脑干病变病灶范围的大小。从总体看,颅神经的侵犯对病灶范围的反映最有意义,但有些颅神经核如三叉神经核及前庭神经核较长,根据这些核受损来判断病变的准确部位则比较困难,常需要通过其他核的受损情况来帮助定位。同样因一些传导束通过脑干全长,单凭传导束受损表现亦难以确定病变的准确部位,也得靠颅神经受损情况来帮助定位。

(四)脑干内、外病变的鉴别

在确定了脑干病变的部位以后,需进一步明确病变位于脑干内或脑干外,这对确定治疗有重要价值,脑干内病变通常以内科治疗为主,脑干外病变多数为肿瘤,为脑干受压所致,故常需手术治疗。脑干内、外病变的鉴别要点如下:①脑干内病变交叉征比较明显,而脑干外病变交叉征常不明显,有时不存在交叉征,相反,有时小脑征或颅内压增高征更明显。②脑干内病变颅神经和传导束损害常同时发生或相隔不久,而脑干外病变颅神经受损的发生时间往往要早得多,对侧如有偏瘫则出现较晚,程度较轻,而且常常是逐渐出现的。如脑干血管性病变,颅神经和传导束同时受损,脑干炎症颅神经和传导束受损时间相隔不会过久。如为桥小脑角的听神经瘤,前庭蜗神经受损表现可存在很久,然后才逐渐出现对侧轻偏瘫。③注意有无纯属脑干内结构损害的表现,如内侧纵束综合征、眼球同向注视麻痹、垂直性眼球震颤等。这些对脑干内病变诊断很有帮助。④鉴别颅神经是核性损害,还是周围性损害,如动眼神经核组在脑干内比较分散,脑干内病变很少损害整个核组,故脑干内动眼神经核病变表现为部分性动眼神经麻痹,而脑干外动眼神经病变多表现为动眼神经完全性麻痹。前庭神经核的病变,眩晕可不显著,而眼球震颤可持续很久,前庭功能检查多属正常;而前庭神经周围性病变眩晕显著,眼球震颤不会长期存在,前庭功能检查常有明显减弱或丧失。

第六节　小脑病变的解剖生理与定位诊断

小脑位于颅后窝内,约为大脑重量的 1/8,在脑干的脑桥、延髓之上,构成第四脑室顶壁,主要是运动协调器官,病变时主要表现为共济失调及肌张力低下。

一、小脑的解剖生理

(一)大体观察

上面:较平坦,紧位于小脑幕之下,中间凸起,称为上蚓。自前向后,上蚓又分 5 个部分:最前端是小脑小舌,其次为中央叶,最高处称山顶,下降处为山坡,最后为蚓叶。在此上蚓部的后 1/3 有伸向外前方,略呈弓形的深沟,称原裂。原裂之前两侧为小脑前叶,中间为山顶。原裂之后的两侧为小脑半球的两侧部。

下面:两侧呈球形,为小脑两半球,中间凹陷如谷,谷底有下蚓部。下蚓部自后向前分四部分:蚓结节、蚓锥、蚓垂和小结。蚓垂两侧为小脑扁桃体。小结是下蚓的最前部,它的两侧以后髓帆与绒球相连,共称绒球小结叶。在绒球之内前方,紧邻桥臂。双侧桥臂之间,稍向前有结合臂及前髓帆。

综观上、下两面,中间为蚓部,两侧为半球。从进化上看,蚓部为旧小脑而半球为新小脑,前面介于,上、下两面之间的桥臂稍后之绒球小结叶为古小脑。

(二)内部结构

小脑皮层结构各处基本一致,镜下分为 3 层,由外向内为:①分子层;细胞较少,表浅部含小星形神经细胞,较深层为较大的"篮"状细胞("basket"cell)。它们的轴突均与浦肯野(Purkinje)细胞接触,其纤维为切线形走行。某些纤维负责联系小脑两半球。②浦肯野细胞层:主要由这层细胞执行小脑功能。这个层次很明显,细胞很大。其粗树突走向分子层,呈切线位,像鹿角的形象向上广泛伸延;其轴突穿过颗粒层,走向小脑核群。浦肯野细胞接受脑桥与前庭来的冲动。③颗粒层:为大片深染的球形小神经细胞,本层接受脊髓和橄榄体来的冲动。

在小脑髓质内有四个核,均成对。在额切面上用肉眼即可看到,由外向内是:①齿状核:呈"马蹄形",细胞群呈迂曲条带状,向内后方开口,称核门。此核接受新小脑的纤维,将冲动经结合臂及红核,并经丘脑传至大脑皮质。②栓状核:形状像一个塞子,位于齿状核"门"之前,它接受新小脑与古小脑的纤维之后,也发出纤维到对侧红核。③球状核,接受古小脑的纤维,之后也发出纤维到对侧红核。④顶核:接受蚓部与古小脑来的冲动,发出纤维到前庭核与网状结构。

(三)小脑的联系通路

小脑与脑干有 3 个连结臂或称脚,在横切面上很易辨认,从下向上说,这三个臂是:①绳状体,称小脑下脚,连结小脑与延髓。②桥臂:称小脑中脚,连结脑桥与小脑。③结合臂:称小脑上脚,连结外脑与中脑。小脑的这三个臂(或脚)是向小脑与离小脑的纤维。

在绳状体内有:①背侧脊髓小脑束(Flechsig 束):起于脊髓的后柱核;不经交叉,终止于蚓部的前端;传递本体感觉冲动。②橄榄小脑束:起于延髓橄榄体。经交叉,终于小脑皮层。橄榄体之冲动可能来自苍白球。③弓状小脑束:由同侧楔核的外弓状纤维形成,其中还有三叉脊髓感觉核来的纤维。④网状小脑束:起自盖部网状核。此束含有起自小脑的小脑网状束。⑤前庭小脑束:在绳状体内侧部行走,一部终止于顶核,一部止于绒球小结叶。也有顶核与前庭核联系的小脑前庭束。

在桥臂内几乎全部为脑桥小脑纤维。脑桥纤维为水平方向行走,起自桥核细胞。后者是额桥小脑束与颞桥小脑束的中转站。桥小脑纤维大部分终止于对侧小脑半球。

结合臂有离小脑的纤维。小脑红核丘脑束起自齿状核与栓核,有交叉(Wernekink 交叉);部分止于对侧红核(从红核再起红核脊髓束),部分直接到达对侧丘脑的腹外侧部。在结合臂内也有走向小脑的束。腹侧脊髓小脑束与背侧脊髓小脑束一样也起自脊髓后柱核,不交叉,终止于小脑蚓部。

可将小脑的主要联络概括如下:①小脑接受脑桥的纤维(大部分到达小脑半球),通过桥核细胞接受大脑皮质的冲动;接受脊髓的纤维(到达蚓部),从脊髓接受本体感受刺激,接受前庭核的纤维,向绒球小结叶传递前庭冲动,接受下橄榄体的纤维,到达小脑的整个皮层,这组纤维可能传递来自纹状体的冲动。纹状体经丘脑与下橄榄体联系。这个通路称为丘脑橄榄束;最后,小脑还广泛地接受网状结构的纤维,以保证运动的协调。②小脑的离心纤维有到前庭核的,到红核的和到脊髓的。还有经过丘脑到大脑两半球皮层和纹状体的传导通路。③凡小脑发出纤维所要到达的部位,均有纤维再向心地走向小脑。

(四)小脑的功能区分

(1)基底部第四脑室顶壁的下部,包括蚓结节、蚓垂、蚓锥、绒球及顶核。功能是维持平衡,为小脑的前庭代表区。

(2)中部两半球上面的中间部,中线稍向两侧、原裂前方,前叶之后部区域。此区主要是通过内侧膝状体和外侧膝状体与听和视功能有联系。病变时发生何种症状尚不清楚。

(3)前部为小脑上面的前上区域,主要是前叶,在中部以前。此部主要是控制姿势反射和行走的协同动作。

(4)外侧部小脑上下面的后外侧两半球,主要功能是控制同侧肢体的技巧性随意动作。

由此可见,小脑的功能定位,如 Bolk 曾指出的,身体不分两侧的部分(躯干)由小脑不分两侧的部分(蚓部)支配,蚓部前端支配头部肌肉,后部支配颈部和躯干的肌肉。肢体的肌群则由同侧小脑半球支配,前肢在上面,后肢在下面。这个定位原则虽较简单,但目前临床上还只能大体如此定位。小脑的某些部位如蚓部外侧与半球之间的某些部位,病变时无定位体征,仅在病程发展到一定阶段时发生颅内压增高,应予注意。

二、小脑病变的临床表现

(一)小脑功能丧失症状

1.共济失调

由于小脑调节作用缺失,患者站立不稳摇晃,步态不稳,为醉汉步态,行走时两腿远分,左右摇摆,双上肢屈曲前伸如将跌倒之状。

患者并足直立困难,一般不能用一足站立,但睁眼或闭眼对站立的稳定性影响不大。

检查共济失调的方法主要是指鼻试验与跟膝胫试验。做这种动作时常发现患者不能缓慢而稳定地进行,而是断续性冲撞动作。

笔迹异常亦是臂、手共济失调的一种表现,字迹不规则,笔画震颤。小脑共济失调一般写字过大,而帕金森病多为写字过小。

2.暴发性语言

暴发性语言为小脑语言障碍的特点。表现为言语缓慢,发音冲撞、单调,鼻音。有些类似"延髓病变的语言",但后者更加奇特而粗笨,且客观检查常有声带或软腭麻痹,而小脑性言语为共济运动障碍,并无麻痹。

3.辨距不良或尺度障碍

令患者以两指拾取针线等细小物品,患者二指张展奇阔,与欲取之物品体积极不相称。此征也称辨距过远。如令患者两手伸展前伸手心向上迅速旋掌向下,小脑病变的一侧则有旋转过度。

4.轮替动作障碍

轮替动作障碍指上肢旋前旋后动作不能转换自如,或腕部伸屈动作不能转换自如,检查轮替动作障碍,当然要在没有麻痹或肌张力过高的情况下,才有小脑病变的诊断意义。

5.协同障碍

如令正常人后仰,其下肢必屈曲,以资调节,免于跌倒。小脑疾病患者,胸部后仰时其下肢伸直,不做协同性屈曲运动,故易于倾倒。又如令患者平卧,两臂紧抱胸前,试行坐起。正常人必挺直下肢,支持臀股才能坐起;但小脑患者缺乏下肢协同伸直动作,试行坐起时,往往下肢上举,呈"两头跷"状态。

6.反击征

令患者用全力屈曲其肘,检查者在前臂给予阻力,尽力向外拉其前臂,然后突然放松之。正常人在外拉力突然放松时,其前臂屈曲即行停止,不致反击到患者自己的胸壁,在小脑病变时,则屈曲不能停止,拉力猛止,则患肢可能反击至患者胸部或面部。因而检查者应置一左手于被检查肢体与患者胸壁之间,加以保护。

7.眼球震颤

许多人认为它并非小脑体征,而是小脑肿瘤或脓肿时压迫脑干所致。可能是小脑前庭核间的联系受累所致。

(二)肌张力变化

小脑病变时肌张力变化较难估计。张力调节在人类有很大变异,而且还因病变部位与病变时期而有所不同。但有如下临床事实可供参考。

(1)一侧小脑病变(外伤、肿瘤)发生典型的同侧半身肌张力降低。表现为肌肉松弛无力,被动运动时关节运动过度,腱反射减弱。如令患者上肢下垂,医生固定其上臂,在患者完全放松肌肉的情况下,击其下垂之前臂使其被动摇摆,可见患侧摇摆幅度比健侧为大。所谓膝腱摇摆反射也是张力低的表现。

(2)两侧对称性小脑病变者,一般无明显的肌张力改变。

(3)在某些小脑萎缩的病例(皮层与橄榄、脑桥、小脑型)可见渐进性全身肌张力增高,可出现类似震颤麻痹的情况。但在尸检时,发现病灶限于小脑。许多观察证明,在小脑核(特别是齿状核)和所谓张力中枢(红核和苍白球)之间有密切的功能联系。

(三)小脑体征的定位意义

(1)小脑病变时体征在病变同侧的肢体,表现为共济失调、辨距不良、轮替动作障碍、反击征等,并可能出现同侧肢体肌张力低下、腱反射减弱等。

(2)如病变限于蚓部,症状多为躯干共济失调与言语障碍。肢体异常较少,张力也正常。但目前有一值得注意的事实,即大部分(慢性)弥散性小脑萎缩的病例,蚓部与半球之退行性病变的程度相等,而临床上主要是躯干共济失调与言语障碍,肢体异常较轻。这说明大脑通过大量投射联系对新小脑发生了代偿。如病变呈急性病程,代偿作用则很少发生。

(3)如病变仅限于齿状核(特别是齿状核合并下橄榄),最常见的症状是运动过多,节律性运动失常(肌阵挛)。偶尔也可见肌张力过高。孤立性齿状核病变(或合并一侧结合臂)一般是发生同侧性典型动作震颤(或称意向震颤)。

(4)关于暴发性语言的定位意义:需两侧病变或中间的蚓部病变才导致此类言语障碍,特别是蚓部与两半球前部病变时,有人报告个别局限性小脑萎缩病例仅有蚓部前部及半球的邻近部分病变,临床上即有严重的暴发性语言。

第七节　脊髓病变的解剖生理与定位诊断

一、脊髓的解剖生理

(一)脊髓外形

脊髓位于椎管内,上端在相当于寰椎的上缘于枕骨大孔处与延髓相连,下端为圆锥,抵第一腰椎下缘。在胚胎期的前 3 个月,脊髓与脊椎的全长相等,即下端达骶骨下缘。自第 4 个月开始脊椎增长加快,脊髓乃逐渐较脊椎为短,第 5 个月时脊髓末端抵骶椎上缘。新生儿时脊髓下端抵第三腰椎下缘,成人则抵第 2 腰椎下缘。偶有变异,脊髓下端可高至第 12 胸椎,或抵达第 3 腰椎。在女性脊髓下端通常稍低。脊髓全长 40～47cm,相当于身长的 28%,男性平均为 45cm,女性平均为 43cm,而脊椎全长平均为 70cm。

脊髓略呈扁圆柱形,横径较前后径为大,上、下粗细不匀,有颈膨大和腰膨大两个梭形膨大部分。颈膨大相当于 C_4～T_1 范围,在 C_7 处最宽,为上肢诸神经的进出处。

腰膨大相当于 L1～S_1 范围,在 L_4 处最宽,为下肢诸神经的进出处,腰膨大以下脊髓迅速变细,末端成为脊髓圆锥,圆锥以下为细长终丝,于第 2 骶椎下缘止于硬膜囊底。终丝为软脑膜的延续,终丝于硬膜囊底穿出硬膜,外包硬膜突起,延续形成硬膜终丝,终丝的上 3/4 由马尾围绕,称为内终丝,下 1/4 由硬膜紧包,称为外终丝,末端止于尾骨后面的骨膜。终丝周围的腰、低、尾神经根称为马尾。

脊髓共计 31 节,包括 8 个颈节、12 个胸节、5 个腰节、5 个骶节,1 个尾节,每节发出 1 对脊神经,因脊髓较脊柱为短,故脊神经自脊髓起点至出椎间孔的距离逐渐延长。脊髓表面有 6 条纵行的沟,前正中裂位于脊髓腹侧,较深而宽;后正中沟位于脊髓背侧,较浅而窄;前外侧沟位于脊髓腹外侧,较浅,脊神经前根由此发出;后外侧沟位于脊髓背外侧,窄而深,是脊神经后根进入脊髓之处。

(二)脊髓的内部结构

脊髓在横切面上可见中央呈 H 形的灰质,在其四周为白质。灰质中主要含有神经细胞、树突和神经末梢,并富有血管,故外观呈灰红色。白质主要由密集的有髓鞘纤维所组成,故外观呈白色。白灰质连合向后延伸为后角(后柱),其顶端有呈半月状透明的神经组织,内含神经细胞,称为 Rolando 胶状质,灰质连合向前延伸为前角(前柱),内含发出前根的神经细胞,在胸髓和上腰髓有灰质向外侧突出形成侧角(侧柱),内含交感神经细胞:在前角与后角之间,小部分灰质伸入白质内,被纵行纤维细束穿行,形成网状结构,此在颈段最明显。

在灰质周围由神经纤维和神经胶质网组成,白质内含有联系脊髓内部的固有束及与脑联系的上、下纵行排列的纤维束,每侧白质以前、后外侧为界,分为 3 个白质纵柱,即前索、侧索和后索,各索内又有若干纤维束。在灰质前连合的前方有横行纤维为白质前连合,白质内多数为有髓鞘纤维,粗细不一,白质内还含有支持性的胶质细胞,主要是纤维性的单形细胞。

脊髓灰质连合中央有细长的中央管,纵贯脊髓全长,内含脑脊液,管壁衬以室管膜上皮,中央管在脊髓圆锥下部呈菱形膨大,称为终室,在成人中央管常有阻塞。

脊髓在颈、胸、腰、骶各节段的结构及灰、白质的相对量均有差异,如颈膨大及腰骶膨大灰质量显著增大,其上、下行纤维的数量越至脊髓上段越增多,以第 1 颈节的纤维为最多。在颈膨大部含有多量的灰质和白质,横径大,外形呈卵圆状,特别是第 7、8 颈节。后索被后中间隔分为内侧的薄束和外侧的楔束,网状结构较发达,至上颈节灰质量虽减少,但白质量增加,故其横切面仍较大。胸髓的灰质量少,前、后角皆细小,但有发达的侧角,并有 Clarke 柱,此在第 12 胸节最粗大,后索的有髓鞘纤维发出旁支止于 Clarke 柱,胸髓白质较多。腰髓第 4、5 节横切面也很大,灰质肥厚,前角向外侧凸出。第 3 骶节灰质量多,胶状质粗大,灰连合狭小,白质甚少,横切面也小。

1.后角(后柱)

在横切面上后角自后向前分为尖、胶状质(Rolando)、头、颈和基部。基部连接中间带,颈部较细,位于后角中部,头部在背侧,较膨大,胶状质呈新月形,冠于头部后方,尖部为一薄带,是胶状质背侧的弧形区,位于后角的表面,借白质的背外侧束(Lissauer束)与脊髓表面分开。后角内的神经细胞属感觉性,接受经后根传入脊髓的体表、体内和本体的各种感觉纤维。后角有如下主要核团。

(1)后角边缘核:为一薄层,含大、中、小三型细胞,呈弧形排列于后角尖部,此核占脊髓全长。细胞的轴突参加对侧脊髓丘脑束。

(2)胶状质:含大量密集的小卵圆形及多角形细胞,占脊髓全长,在第1颈节与三叉神经脊束核相连,在第1颈节与腰、骶节最大,胶状质是传入冲动在后角的主要联合站,或是触觉、温度觉与某些触觉的中继站。

(3)后角固有核:位于后角头和颈的中央部,内有中等量大梭形细胞及少量大多角形细胞。此核占脊髓全长,在腰、骶节细胞最多,由此处的细胞发出脊髓丘脑束和脊髓顶盖束。

(4)Clarke背核(胸核):位于后角基部内侧区,为大多极或圆形细胞,此核占胸节及上腰节(第1～2腰节),在第10～12胸节最发达。此为脊髓小脑后束的起始核。

(5)后角联合核:位于后角基部内侧缘,Clarke背核的后内侧。为中、小型细胞,呈多角形或梭形,占脊髓全长。

(6)脊髓网状核:位于后角固有核的外侧,为中、小型细胞,形成网状质,占脊髓全长,在上颈节最清楚。此核有一特殊的颈外侧核,向外延伸,位于第1～2颈节侧索内,在后角的前外侧,为多极细胞。

2.中间带

(1)中间内侧核:为一群小型及中型细胞,呈三角形,位于中间带内侧部,中央管的外侧,占脊髓全长,此柱可能接受内脏传入纤维,并传递至内脏神经元。

(2)中间外侧核:位于中间带外侧的尖端,占据侧角(柱),为中等大多极细胞,呈梭形或卵圆形,此核起第8颈节,下抵第2～3腰节,属交感神经节前神经元,其轴突经前根、白交通支,终于交感神经节。在第2～4抵节前角基部的外侧面也有类似但较为分散的细胞发出轴突经前根至盆腔的副交感神经节,称骶副交感核。

3.前角(前柱)

前角含有大、中、小型神经元,占脊髓全长,各型细胞混合存在,其中大、中型细胞多为和γ运动神经元,前者占2/3,后者占1/3,发出轴突经前根至骨骼肌。小型细胞为中间神经元,其中包括Renshaw细胞。

(1)α运动神经元:支配骨骼肌的主要运动神经元。是大多极细胞,是脊髓中最大的细胞,发出α纤维经前根至骨骼肌的梭外肌,传送运动冲动,使肌肉保持紧张和产生运动,属下运动神经元。从生理上,α运动神经元分2型:紧张型:其轴突传导速度较慢,支配红肌纤维维持肌紧张;位相型:其轴突传导速度较快,支配白肌纤维,能使肌肉快速收缩,对腱反射起作用。

(2)γ运动神经元:散在于大型前角细胞之间,为中型神经元,发出r纤维经前根(占30%)至骨骼肌的梭内肌,与维持肌张力和腱反射有关。它与肌梭内的感觉神经共同组成肌肉张力的监控系统,平稳执行正常反射和随意运动。从生理上,γ运动神经元亦分2型;静力型:支配肌梭内核链纤维(γ传出纤维),其感受装置对缓慢维持牵拉比较敏感;动力型:支配肌梭内核袋纤维(γ₂传出纤维),其感受装置对快速牵拉比较敏感。

(3)Renshaw细胞:位于前角腹内侧部,为一种短轴突的具有抑制功能的小型神经元,且有反馈抑制。运动神经元活动的作用,从而保持肌肉活动的稳定性和准确性。

此外,在脊髓个别节段的前角内还见到下列细胞群;副神经核脊髓部位于颈1~5前角内,居前角的外侧部。膈神经核为中型细胞,居颈3~5前角内侧群的最内侧部,支配膈肌。前角联合核位于前角内侧,见于脊髓全长。

4.脊髓的传导束

在脊髓白质内,上、下纵行的纤维束各占一特定的区域,分为脑与脊髓之间长距离的上行(感觉性),下行(运动性)传导束和脊髓内短距离联络性的固有束。各束之间无轮廓明显的分界,脊髓白质由神经纤维和神经胶质网组成,形成3个白质柱。

(1)前索。位于前正中裂和前外侧沟之间,在前索内下降的纤维有:①皮质脊髓前束,为非交叉的锥体束,位于前正中裂的两侧,来自大脑皮质运动区,通过颈节,一般只到中胸节。其纤维终止前陆续在白质前联合处交叉,终止于对侧前角细胞,主要支配上肢和颈肌。②前庭脊髓内侧束:起自前庭内侧核,纤维交叉伴随内侧纵束下行,位于脊髓前索的前内侧部,止于颈节和上胸节,生理研究认为,此束是单突触直接通路,抑制上颈节运动神经元。③顶盖脊髓束:起自上丘的深层,在内侧纵束的前方,两侧纤维交叉,即被盖背交叉,交叉后的纤维下行于内侧纵束的前方,在脊髓内位于前索,近前正中裂,大部分纤维只至上4个颈节,少量纤维至下4个颈节,此束通过中间神经元影响前角运动神经元,刺激上丘,头及眼转向对侧,这可能由此束来做媒介。④网状脊髓内侧束(脑桥网状脊髓束):起自脑桥被盖内侧部的细胞,此束几乎全部不交叉,下行于脊髓前索内侧部,见于脊髓全长,其中有少量纤维在脊髓白质前联合交叉,此束可能还有部分纤维起自中脑网状结构。⑤内侧纵束:此束起自脑干的许多核团,如中脑的cajal中介核(中介脊髓)、网状结构、前庭神经核、Dark schewitsch核及后联合核。内侧纵束的脑干部含上、下行纤维。脊髓部则主要为下行纤维。此束下行于脊髓前索的内侧部靠近前正中裂。其中前庭纤维起自前庭内侧核,终止于前角及部分中间带,此束只见于上颈节。前索内上行的纤维有脊髓丘脑前束,位于前索边缘部,起自对侧后角中央细胞柱,经白质前联合交叉后上行,止于丘脑。

(2)侧索。位于前外侧沟和后外侧沟之间,在侧索内下行的纤维有:①皮质脊髓侧束:即锥体束,位于脊髓小脑束和固有束之间,起自对侧大脑皮质中央前回的大锥体细胞,在延髓交叉。交叉后下行终止于前角,占脊髓全长。纤维排列是支配上肢的纤维位于最内侧,支配下肢的纤维在最外侧。据统计,锥体束纤维终于颈髓者占55%,终于胸髓者占20%,终于腰、骶髓者占25%。锥体束生髓在近出生时才开始,至2岁时尚未全部完成。它支配四肢肌肉的随意运动,特别是肢端的运动,尤其是手的精细动作。②网状脊髓外侧束(延髓网状脊髓束):起自延髓网状结构的内侧2/3,此束内含交叉和不交叉的两种纤维,下行于脊髓侧索的前部,占脊髓全长。网状脊髓束对脊髓α和γ运动神经元有易化和抑制性影响。延髓网状脊髓束有抑制作用,脑桥网状脊髓束有易化作用,网状脊髓束除影响运动神经元外,还影响感觉冲动向中枢的传导。

③红核脊髓束:起自对侧的红核,在中线交叉后下行,在脊髓内位于皮质脊髓侧束的前方,终止下前角,迄今对人类红核脊髓束的作用所知较少。刺激动物的红核时,致使对侧肢体屈肌紧张,很可能是红核脊髓束经多突触联系,易化屈肌运动神经元和抑制伸肌运动神经元。④前庭脊髓外侧索:起自前庭外侧核,纤维不交叉,下行于同侧脊髓侧索的前部,纵贯脊髓全长,此束可增强同侧肢体的伸肌紧张。电刺激前庭外侧核,易化伸肌神经元,抑制屈肌神经元。⑤橄榄脊髓束:起自延髓的下橄榄核,位于前根的外侧,终止于脊髓颈节的前角。⑥下行自主性通路:此通路直接和间接与丘脑下部相关联,丘脑下部是调节内脏活动的高级中枢,它除接受低级脑部的影响外,也接受大脑皮质某些区域的影响,下行自主通路是多突触的,弥散分布于脊髓的侧索和前索,与侧固有束和网状脊髓束密切关联,终止于中间外侧核。

在侧索内上行的纤维有:①脊髓小脑后束:亦称 Flechsig 束,由 Clarke 核发出纤维向外至同侧侧索后部周缘上行,经小脑下脚止于小脑的下肢代表区(蚓部)。②脊髓小脑前束:亦称 Gower 束,位于侧索的周边,在脊髓小脑后束的前方,其纤维数量较少,主要为交叉纤维,起自对侧与同侧后角中央细胞,此束上行至延髓即与脊髓小脑后束分离,经小脑上脚(结合臂)的背侧面进入小脑蚓部。③脊髓丘脑侧束:位于脊髓小脑前束之内侧前方,过去认为纤维起自对侧 Rolando 胶状质细胞,现时认为起于对侧后角边缘核、后角颈部、中间带和部分前角,纤维经白质前连合交叉至对侧,上行终止于丘脑。纤维排列自外向内依次为骶、腰、胸、颈各部。当病变从外向内进展时,痛、温觉障碍则自身体下部向上扩展。当脊髓丘脑束一侧受损时,对侧痛、温觉障碍的水平较受损的相应水平低 1~2 个髓节。④脊髓顶盖束:传导躯体感觉到与视、听有关的中脑顶盖区,此束甚少,其起始细胞与脊髓丘脑束相似,与脊髓丘脑束伴行,其功能推测为传导损伤性刺激冲动,多数学者认为此束只是脊髓丘脑束的一个侧副通路。⑤脊髓前庭束:此束中一部分纤维是脊髓小脑后束的侧支,另十部分起自其他后角神经元,在同侧脊髓上行,止于前庭外侧核的尾侧部。⑥脊髓网状束:属于脊髓-网状-丘脑系统,占脊髓全长,起始于脊髓后角的神经元,于脊髓前外侧索上行,止于延髓网状结构的纤维主要是不交叉的,至脑桥的纤维分布于两侧,多数终于脑桥尾部网状核,少数至中脑网状结构,此束对保持意识和觉醒起重要作用,故属上行网状激活系统。⑦内脏感觉传导束:其第一级神经元是脊神经节细胞,其周围支起自胸腹腔内脏的痛觉和牵张感觉的感受器,第二级神经元在脊髓灰质内的部位及其纤维的走向尚欠明了,传导内脏感觉的纤维可能靠近脊髓丘脑束上行,其中一部分可能是短链性纤维,经过多个中继站而至丘脑。也有人认为膀胱、尿道及下部输尿管的痛觉纤维均位于脊髓丘脑侧束内,传导触压或牵张感觉的上行纤维在后索内。

(3)后索:在后正中沟与后外侧沟之间,在后索下降的纤维束有束间束与隔缘束,上行纤维束有:①薄束(Goll 束):位于后正中沟的两侧,系由来自下肢及下胸段的本体感觉精细触觉的纤维所组成,终止于延髓的薄束核。②楔束(Burbach 束):在薄束的外侧,系来自上胸、上肢与颈部的本体感觉和精细触觉的纤维,终止于延髓的楔束核。脊神经节细胞的周围起自肌、腱、骨膜、关节、皮肤和皮下组织的各种感觉神经末梢,其中枢突经后根内侧部在后角尖的内侧进入脊髓后索,分为长的升支和短的降支,其中一部分后根纤维或其侧支可直接或间接止于前角运动神经元,形成单突触或多突触反射联系。后根纤维的升支在后索组成薄束和楔束。

(4)固有束:为联系脊髓不同节段短距离的纤维束,对脊髓的反射活动起重要作用,是脊髓固有反射的基础。脊髓内最简单的反射为单突触反射,为节段内反射,反射弧只有两个神经元(脊神经节细胞和前角细胞),这种反射只占少数,如骨膜反射和肌腱反射。绝大多数反射弧至少还有一中间神经元,它们除发出轴突至同节段的运动神经元外,还可升降数节脊髓,形成节段间反射弧。此等升、降纤维交叉或不交叉,起始或终止均位于脊髓内,组成脊髓内的固有束,它们均位于灰质的邻近,分别称为前、侧段后固有束。

(三)脊髓的血液供应

1.动脉

脊髓的动脉供应有以下来源。

(1)脊前动脉:起自椎动脉的颅内段即将合并为基底动脉处,纵行于脊髓的前正中裂内,在颈髓段接受椎动脉的颈椎部分的分支和经过椎间孔而来的甲状腺下动脉的分支,在胸椎、腰椎及骶椎各水平,又接受来自肋间动脉入腰动脉、髂腰动脉和骶外侧动脉的分支。

(2)脊后动脉:亦起自椎动脉颅内段,脊后动脉计2支,走行于脊髓后外侧沟即沿后根的内侧缘下行,脊后动脉在脊髓各段接受其他动脉的分支情况与脊前动脉相同。

在每一脊髓节水平位,来自肋间动脉及上述其他动脉的分支均经过椎间孔,构成根动脉,在穿入硬膜后分为前根动脉和后根动脉,成人脊髓是由 $6\sim8$ 个前根动脉和 $5\approx8$ 个后根动脉所供应。前根动脉行至前正中裂与脊前动脉和冠状动脉相连接,后根动脉沿后根走行,与两个脊后动脉相连接。冠状动脉系围绕脊髓吻合而成的动脉环,能把血液均匀地分配给脊髓的不同水平。

脊前动脉分出沟连合动脉供应脊髓前角、侧角、中间灰质 Clarke 柱、前索与侧索的大部分,包括皮质脊髓侧束和皮质脊髓前束,冠状动脉供应前索与侧束的周边部,脊后动脉供应后角与后索。脊髓血液供应的薄弱区为 T_4 及 L_1 特别是 T_4 最易发生供血不全的损害,在横切面上脊髓有 3 个供血薄弱区,即中央管区、皮质脊髓侧束区、脊髓前角区。

2.静脉

脊髓的静脉沿前根和后根向外,引流至巨大的脊髓脊椎静脉丛中,后者上伸至颅腔内。在胸和上腰水平;脊髓脊椎静脉丛引流至奇静脉中,脊髓脊椎静脉丛与胸腔、腹腔和盆腔静脉之间有很多的吻合。在肺与脊椎奇静脉系统之间有直接的静脉连接。脊椎静脉丛的压力很低,其血流依躯干的活动而改变,如腹压增高、喷嚏、举重等均可促进静脉血流动。脊椎静脉丛为肿瘤细胞和其他各种栓子进入颅内的一个方便通道。

二、脊髓病变的临床表现

脊髓病变产生的临床表现与 4 个因素有关:①脊髓病变的部位:病变部位越高,造成的运动、感觉及自主神经功能障碍的范围也越广泛。②病变在脊髓横断面上扩展的程度:脊髓整个横断面的结构损害,则引起脊髓横贯性损害的临床表现,如只是损害某些部分结构,如某些传导束或中央灰质,则仅引起相应的脊髓部分性损害表现。③脊髓病变在长轴上蔓延的程度:根据不同性质的病变,在脊髓可以只侵犯少数节段,也可以侵犯若干节段,甚至蔓延脊髓全长,病变可以是分散的,也可以是连续的。④脊髓病变发生的速度及过程:急性起病抑或隐袭起病,病情发展迅速和或徐缓。上述 4 种因素对判断脊髓病变的部位和性质都是非常重要的,必不可少的。

（一）脊髓各段之病变综合征

当脊髓与高级中枢离断时，在急性期，首先出现脊髓休克现象，表现为横断面以下的脊髓所支配的骨骼肌肌张力降低甚至消失、外周血管扩张、发汗反射不出现、直肠与膀胱粪尿积聚，牵张反射与保护性反射全部消失。在脊髓休克解除后，才能更清楚地判定各节段损伤的综合征。

（二）高颈段（$C_{1\sim4}$）病变综合征

四肢上运动元瘫痪，病灶水平以下全部感觉丧失，高张力型（上运动元型）膀胱功能障碍（尿失禁），可能有神经根痛。如病变在 $C_{2\sim3}$，根痛在枕部或耳后；如病变涉及 C_4，则有膈肌麻痹（呼吸困难）或刺激现象（呃逆），如病变较高而涉及枕大孔区，则更可能出现颅后窝症状，如眩晕、眼球震颤、颈项强硬、强迫头位等；病变涉及三叉神经脊髓束，则有同侧面部感觉障碍；累及副神经则有同侧胸锁乳突肌与斜方肌萎缩。即当然，在急性横贯性损伤时，首先出现脊髓休克；休克解除后，才能陆续表现出上运动元瘫痪的特征。

（三）颈膨大（$C_5\sim T_2$）综合征

上肢为下运动元瘫痪，下肢为上运动元瘫痪。各种感觉丧失，膀胱功能障碍则尿失禁、可有向上肢放散的神经根痛，常有霍纳（Homer）征。

（四）胸脊髓（$T_{3\sim12}$）综合征

上肢不受影响，下肢有上运动元瘫痪和尿失禁，病灶水平以下全部感觉丧失，此时神经根痛可为束带样箍痛。

（五）腰膨大（$T_1\sim S_2$）综合征

下肢为下运动元瘫痪。下肢及会阴部感觉丧失，排尿障碍。

（六）脊髓圆锥（$S_{3\sim5}$）综合征

四肢均无麻痹，会阴部（马鞍区）感觉丧失，低张力型膀胱功能障碍（尿潴留）。

（七）马尾综合征

下肢可有下运动元瘫痪。排尿障碍为尿潴留，有阳痿，下肢及会阴部感觉丧失。病初，常有剧烈的神经根痛，多不对称，一侧下肢为重，可类似坐骨神经痛，臀反射、肛门反射往往消失。有时，需与椎间盘脱出等病症造成的神经根病变综合征鉴别。

三、脊髓病变的定位诊断步骤

一旦确定病变位于脊髓（或椎管之内），在定位诊断方面，希望尽可能地达到下列要求：判定病灶的上界和下界；确定病变在脊髓内还是脊髓外，如在髓内应确定在髓内何部，如在髓外，还应确定在硬膜内还是在硬膜外。

（一）确定脊髓病变的上界

在判定脊髓病变的上界时，神经根痛有重大意义。根痛为感觉后根直接受刺激的表现，性质为钝痛、窜痛，沿神经根放射。放射区域大致与病变根分布区相一致，往往伴有脑脊液冲击征（即咳嗽、喷嚏、用力时疼痛加重）。这种疼痛与病灶水平以下区域的灼性弥散性束痛不同，与椎骨病变引起的局限性、有叩痛点的椎痛也不相同，应注意鉴别。

确定各种感觉丧失的上界，也是确定病灶上界的重要根据。但需注意，每个皮肤节段至少受三个脊髓节段的支配（除相应的节段外，还有邻近的上节段与下一节段），脊髓与脊柱的长度不同。因此,按感觉缺失水平的上界判断病灶上界时,尤其进行手术治疗时,必须向上推 1~3 节。

在脊髓休克解除后,还可利用反射确定病灶水平,即反射消失的最高节段,可能是病灶存在的节段。

(二)确定脊髓病变的下界

在判定脊髓病灶水平之下界时,首先是根据反射变化,以反射亢进的最高节段常可推断病变下界。如患者有膈肌麻痹(C_4)但肱二头肌反射亢进,则可表示病变累及 C_4,尚未累及 $C_{5\sim6}$。发汗试验有时有确定下界的意义。

1.立毛反射

立毛反射分为脑立毛反射与脊髓立毛反射。脑立毛反射是用锐物或冷物(冰块)刺激颈后三角,正常人同侧半身出现立毛反应;脊髓横贯病变时,脑立毛反射不能扩布到病灶水平以下,因而能确定病灶上界。脊髓立毛反射是刺激患者足底、足背的皮肤,立毛反应由下向上扩布到脊髓病灶水平以下,因而,可作为判定病灶下界的参考。

2.反射性皮肤划纹症

反射性皮肤划纹症是以尖锐刺激,用适当的力量刺划皮肤(注意刺划范围应自病灶以上数节段至病灶以下数节段),经过 5~30s,在划过的部位两侧 1~6cm 的范围内出现不整齐的花边样红色或白色皮肤反应,持续 30s 到 10min。反射性皮肤划纹症是脊髓反射经后根、脊髓自主神经中枢、自主神经传出纤维构成节段性反射通路。因此,在横贯性脊髓病变、神经根病变及周围神经病变时,均可破坏其反射通路,使反射消失在脊髓横贯病灶水平以下,此种反射往往过强。故亦可作为定位诊断的参考。

某些内脏功能变化亦有定位诊断价值。如必要时进行膀胱测压,认真观察分析霍纳(Homer)征,均有一定意义。

在用这些临床方法判定病灶下界有困难时,可考虑脊髓碘油造影或气造影,以判断病灶范围。但应尽可能根据物理体征,过细地进行检查。对于病灶广泛而散在的病例减免水必要的造影检查。随着 MRI 的广泛应用,脊髓病变的定位诊断准确率越来越高。

(三)髓内与髓外病变的鉴别

1.髓内病变

髓内病变多起始于脊髓断面的中央部位,较常见的是室管膜瘤、胶质瘤、脊髓空洞症,在发病后相当长的时间内,症状和体征仅限于病变的节段范围内,呈节段型感觉障碍由于痛,温觉(部分触觉)纤维在脊髓灰质前联合内交叉,部分触觉纤维直接入后索,故病变早期多有痛、温觉丧失、触觉存在的感觉分离现象。

由于病变起于脊髓断面的中央部位,不直接刺激神经根,因而很少发生剧烈的根痛现象,也不出现脑脊液冲击征(咳嗽喷嚏时沿神经根放射的窜痛),如有自觉的感觉异常,可能在病变节段范围内产生自发性冷、灼感觉,如病灶邻近的节段(病灶以上)痛觉传导细胞受刺激,可产生深部钝痛感。在病程的绝大部分时间内(除非到极晚期),其病变节段范围内的体征为下运动元损伤特点,有反射消失及肌萎缩,下运动元损伤体征比较广泛。肛门周围及鞍区的痛温觉纤维因紧靠脊髓断面的外缘,因而会阴部的痛、温觉多不减退或丧失。锥体束征如出现也较晚。腰穿时,椎管内阻塞的现象不如髓外病变时明显。

2.髓外病变

髓外病变与髓内病变的体征有很大区别。早期症状可以仅限于受累神经根分布范围内,表现为条带样(根型)窜痛,多伴随脑脊液冲击征,如髓外病灶刺激脊髓丘脑束、可在病灶对侧身体某部出现传导性痛、温觉异常。在这阶段,如不做细致的感觉检查,往往误诊。病变进一步发展时,根痛更加明显,病灶同侧锥体束受损,出现上运动元瘫痪,如后索受损,出现深感觉障碍,对侧出现传导性痛、温觉丧失,构成完全或不完全的半侧脊髓病变(Brown—Sequard)综合征。诊断已比较容易明确。

病变晚期,病变节段的脊髓扭曲受压,形成横贯损伤,根痛仍然可以存在。病变节段以下的感觉、运动功能均已丧失,膀胱、直肠功能已在中期出现障碍,肛门周围皮肤感觉障碍也早已存在,痛、温觉障碍自下而上的发展呈传导型分布。但此时,如认真断定脊髓病变的下界,则常可发现,髓外病灶的范围多只限于脊髓的一两个节段。因而,病变节段少,为髓外病变的特点。腰穿时椎管内阻塞现象,在髓外病变时早期出现。

(四)脊髓髓内病变的定位诊断

1.髓内病变

在进行性病变的较早阶段,在某些特殊的变性病,病变可限于脊髓断面的某一部位,表现出特殊的定位体征。

2.前角病变

前角病变主要表现是病变前角支配的肌肉萎缩,下运动元性瘫痪,反射消失,肌电图上出现巨大综合电位,无感觉障碍和病理反射。最常见的疾病是脊髓灰质前角炎,进行性脊髓性肌萎缩等。

3.后角病变

后角病变主要表现是痛、温觉消失,触觉、深感觉存在,感觉障碍在病灶侧呈节段型分布,可伴发反射消失、营养障碍。最常见的疾病是脊髓空洞症,髓内胶质瘤(早期)等。

4.灰质前联合病变

灰质前联合病变主要表现是双侧节段型痛,温觉消失,触觉和深感觉存在,可伴发反射消失,营养障碍。最常见的疾病是脊髓空洞症,脊髓中央管积水、出血等。

5.中间侧柱(侧角)细胞变性

中间侧柱细胞变性主要表现是"特发性直立性低血压",一般中年发病,伴分泌汗障碍、阳痿、括约肌功能障碍,直立时收缩压下降 20mmHg(2.66kPa)以上、对 valsalva 动作的反应消失。有时伴发多系统变性如橄榄脑桥小脑萎缩和类似帕金森综合征的体征(称 Shy—Drager 综合征)。

6.侧索病变

如主要病变限于皮层脊髓束(锥体束),表现为同侧肢体上运动元瘫痪或不全瘫痪,肌张力增强,肌腱反射亢进,出现 Babinski 征。可见于原发性侧索硬化。

如病变主要限于脊髓小脑束,表现为肢体共济失调,多为双侧。可见于 Friedreich 共济失调。

7.后索病变

后索病变主要表现为深感觉障碍,肌肉关节位置觉消失,音叉震动觉消失,因而有感觉性共济失调。可见于脊髓痨,黄韧带肥厚,后侧索联合变性等。

8.后索和侧索联合变性

后索和侧索联合变性,除表现为深感觉障碍外,同时表现有侧索病变的体征。

(五)硬膜下与硬膜外病变(以肿瘤为例)的鉴别

(1)硬膜外肿瘤患病率(20％)较硬膜下肿瘤患病率(65％)为低。

(2)硬膜下多为较良性的神经纤维瘤、脑膜瘤等,而硬膜外多为恶性的肉瘤、转移癌。

(3)硬膜下肿瘤病程较慢,根痛症状存在时间较久,硬膜外肿瘤发病较急,早期亦可有根痛症状,且很快出现瘫痪。

(4)脊椎棘突叩击痛(椎痛)主要见于硬膜外肿瘤或病变,而脑脊液冲击征在硬膜下肿瘤时出现得早,且比较明显。

(5)疼痛随体位变化时多为硬膜下肿瘤,硬膜外时少见。

(6)硬膜外病变时 X 线平片常有椎体破坏、椎旁阴影等明显变化,硬膜下病变时或无明显变化,或仅有椎间孔增大。

第八节　颅底、脑底结构及其病变综合征

一、颅底、脑底结构

颅底内面分前、中、后三个颅窝,分别称为颅前窝、颅中窝和颅后窝。底面为骨性结构,脑面为脑底。各颅窝及其内容物均有结构特征,病变时发生各不相同的综合征,临床意义重大。

(一)颅前窝

颅前窝主要由额骨的眶板和筛骨的筛板构成,骨质薄而脆弱,易因外伤骨折。内容脑底的前部,额叶底面,在两半球间裂两侧,各有嗅球及嗅束,附于额叶底面。

(二)颅中窝

颅中窝由蝶骨和颞骨构成,前界为蝶骨嵴,后界为岩骨嵴,中部高起,形成蝶鞍,鞍前有前床突,鞍后有后床突,蝶鞍深部称鞍底,蝶鞍窝内容脑下垂体,鞍的两侧为海绵窦,窦旁有第三、四、五、六对颅神经和颈内动脉通过。蝶鞍两侧为宽大的凹陷,内容大脑颞叶。此窝内有许多孔和裂。自前而后有:①眶上裂,有第三、四、六对颅,神经和第五对颅神经的眼神经通过,裂中尚有眼静脉入颅。②圆孔,有第五对颅神经的上颌神经通过。③卵圆孔,有第五对颅神经的下颌神经通过。④棘孔,脑膜中动脉通过。⑤破裂孔,为颈内动脉入颅处。

在蝶鞍之上,稍前方有视交叉,视交叉后方正中处有灰结节,此节向下的部分形成锥形,称漏斗,正对鞍之上口,下与垂体相连。灰结节稍后,有一对圆形突起,为乳头体。灰结节与乳头体属间脑的丘脑下部。乳头体两侧为大脑脚,左、右大脑脚之间称脚间窝,脚间窝侧壁有动眼神经出脑,大脑脚两侧有背侧绕过来的滑车神经。

(三)颅后窝

颅后窝主要由枕骨和颞骨构成,内容脑干和小脑。前面中央部为鞍背和枕骨斜坡,桥延交界处出脑的外展神经和基底动脉均沿斜坡而上,脑桥和延髓均俯于斜坡,外侧为岩骨后面,有内耳孔,为面神经、前庭蜗神经之出入颅腔处,孔内并有内听动脉通过。颅后窝底中央为枕骨大孔,卵圆形,前部较窄,恰位于第二颈椎(枢椎)齿状突之上,后部较宽,通向椎管,为延髓与脊髓相接处。副神经和椎动脉经枕骨大孔入颅,孔的前外侧缘有舌下神经孔内口,舌下神经由此出颅。

二、病变综合征

(一)颅前窝病变(主要是肿瘤)综合征

颅前窝肿瘤的主要特征是视神经萎缩、嗅觉丧失和精神障碍。

1.视神经萎缩

视神经的入颅处在眶尖的视神经孔,本不在颅前窝底,但它在颅前窝后缘入颅中窝,与嗅束入脑部位临近。因而肿瘤如果发生在此部,则可造成视神经的原发性萎缩。如颅内压升高,对侧发生视盘水肿,则构成福斯特—肯尼迪(Foster-Kennedy)综合征。曾认为这是额底脑膜瘤的特殊综合征。但此种典型的综合征并不多见。额底肿瘤时的眼底所见常常是双侧视盘水肿或水肿后继发性视盘萎缩。如肿瘤较大,可有视力改变,但视野多呈向心性缩小,有时呈中心盲点扩大。

2.嗅觉丧失

颅前窝肿瘤时,理论上应先有一侧嗅觉丧失,但这个症状往往不被患者注意。或者发病后不久即为双侧嗅觉丧失,因两个嗅束的实际距离仅 1cm 多。也可能是由于额叶病坐的患者精神反应迟钝,常不反映嗅觉缺陷。

3.精神障碍

额叶底部病变时精神障碍的程度变异颇大,可能与肿瘤的大小有关。轻者只有轻微的行为异常、智能减退、欣快、记忆障碍等,重症可有严重痴呆、定向障碍、记忆消失或严重减退、注意力严重涣散,可有情感冲动、行为粗暴、不礼貌,以至于完全失去生活自理的能力,有的甚至被送入精神病院治疗。

(二)颅中窝脑底病变综合征

1.颅中窝病变的症状和体征

(1)垂体(或间脑):病变所致的内分泌与代谢异常。

(2)视交叉病变的体征。

(3)动眼、滑车与外展神经联合病变的体征。

(4)海绵窦病变的体征。

(5)颞叶癫痫或/和象限性偏盲。

(6)嗅觉异常、嗅幻觉、沟回发作等。

(7)蝶鞍、岩骨尖、颅中窝颅底等部位 X 线片骨质破坏。

2.鞍区病变体征

(1)鞍内病变:主要是垂体腺瘤。其中,①嗜酸性细胞瘤:早期多功能亢进,青春发育期前发病形成巨人症,成年人表现为肢端肥大症。肿瘤长至鞍外者少,但可见蝶鞍骨质增生。②厌染性细胞瘤:常可生长到鞍外,顶压鞍隔而造成严重双颞部头痛,容易向上破坏视交叉及其他脑组织,引起视野变化(典型病例为双鼻侧偏盲)及其他脑症状,由于肿瘤的挤压而破坏垂体腺,造成垂体功能低下。多有蝶鞍骨质破坏,球形扩大。③嗜碱性细胞瘤相当少见,一般不大,故蝶鞍骨质变化及视野变化少见。近年来,随亚微结构的研究进展,垂体腺瘤又分出许多亚型,与定位诊断关系尚不明了。

(2)鞍上病变:包括原发于鞍上第三脑室的肿瘤、颅咽管瘤以及鞍内肿瘤向上破坏鞍隔的肿瘤。可影响第三脑室的脑脊液通路而引起颅内压升高。肿瘤自上而下地影响视交叉,可先出现双鼻侧的下象限盲。向上向前可压迫额叶底部,出现颅前窝症状,向上向侧方可压迫颞叶,可合并颞叶癫痫及眼运动神经损伤,向上向后可压迫大脑脚而造成双侧锥体束征及动眼神经麻痹。欲确定病灶的原发部位,必须获得细致的病史,确切掌握各症状出现的时间顺序。

(3)鞍旁病变:病灶(如肿瘤)如起始于鞍旁,将首先累及海绵窦和第三、四、六对颅神经以及三叉神经眼支,有时累及三叉神经半月节。主要体征是眼球运动麻痹,患侧面部感觉障碍,角膜反射消失以及眼球淤血、突出等症状。内分泌症状或无,或发生较晚。

3.颅中窝两侧颞叶底面病变

颅中窝两侧颞叶底面病变常见原因为肿瘤,以脑膜瘤、胶质瘤居多。此部除颞叶皮层外,有第三、四、六对颅神经及三叉神经通过,颞叶深处有视束通过。因此,本部病变时可发生眼外肌麻痹、颞叶癫痫、象限盲、命名性或感觉性失语、记忆障碍以及听、嗅、味、视不同形式的幻觉,如病变向中线累及丘脑下部(第三脑室侧壁)亦可出现内分泌障碍的症状。如肿瘤偏外侧,可见到颞骨膨隆。

4.颅中窝病变的其他综合征

(1)眶上裂综合征:第三、四、六对颅神经及三叉神经眼支均经海绵窦向前进入眶上裂而达眶内。眶上裂病变(外伤、炎症、肿瘤)时产生这些神经损害的症状。各神经往往同时病变或几乎同时病变,X线照片可见眶上裂骨质破坏或增生。

(2)海绵窦综合征:有第三、四、六对颅神经完全性损伤,三叉神经眼支损伤。病变的原因以血栓形成最为常见。因而常伴有患侧眼球突出、眼睑及结膜水肿,视网膜静脉怒张或出血及视盘水肿。

(3)岩骨尖综合征:此处病变损伤外展神经及三叉神经眼支,患侧外直肌麻痹。前额颞部疼痛或感觉减退,角膜反射减弱或消失,X线照片可见颞骨岩尖部骨质破坏。

(三)颅后窝病变综合征

1.颅后窝病变的症状和体征

(1)症状:①头痛:最常见,头痛的程度和性质与病变部位和病程缓急有关。中脑导水管未完全阻塞或暂时性阻塞时,头痛往往为发作性,多在清晨较重,间歇期可不痛,发作高峰可伴呕吐,这类头痛多甚严重,且常与体位和头位有关,有时放射至枕或上颈部。②呕吐:多在头痛严重时伴发,但个别病例可因第四脑室底下部病变而单独出现呕吐或首发呕吐。③眩晕:多为真性眩晕。视物旋转。或为发作性,发作时伴面色苍白、多汗、恶心、呕吐、缓脉、呼吸异常,甚至昏迷(Bruns综合征),多伴发头痛。

（2）体征：①眼底：颅后窝肿瘤时，绝大多数病例早期出现视盘水肿，但脑干髓内肿瘤时视盘水肿出现很晚或不出现。②眼震：指眼球自发性或诱发性的左、右或上、下，或转动性的比较规律的摆动。为颅后窝病变的重要指征。③强迫头位：为颅后窝病变时有特殊意义的体征。常因脑组织或某神经根被病变压迫或被病变压挤而移位（如慢性小脑扁桃体疝），造成固定的头位。④颅神经：颅后窝病变时可以出现各组颅神经损伤的体征。以后组颅神经及桥小脑角颅神经损伤最为常见。眼运动组颅神经在颅后窝病变时较少见，但可因颅内压升高而出现双侧外展神经麻痹，或由于外展核及脑桥凝视中枢病变而出现向病灶侧凝视麻痹及患侧眼外直肌麻痹。后组颅神经损伤应视为颅后窝病变的特点，第四脑室病变、延髓病变均可直接累及后组颅神经。小脑肿瘤、桥小脑角病变亦可累及后组颅神经。如为一侧病变，则可表现为软腭麻痹、胸锁乳突肌及斜方肌力弱、萎缩及伸舌偏向患侧，患侧舌肌萎缩等，如为两侧病变则形成延髓性麻痹综合征。桥小脑角的三叉神经根部受累，多表现为患侧角膜反射消失，患侧面部感觉减退，面神经损伤时出现周围性面瘫，较少情况下出现面肌痉挛，偶尔两者合并存在，为听神经损伤产生眩晕和（或）听力障碍。⑤自主神经体征：颅后窝病变时可出现各种各样的植物（内脏）精神失常的体征，可见心率过缓或过速、血压不稳、呼吸节律失常，甚至出现陈—施呼吸，有时出现内脏疼痛，体温升高（常为终期现象），还有代谢异常等。⑥小脑幕综合征：眼痛、畏光、眼睑痉挛和流泪。于小脑上蚓部、半球上部病变时最为常见，尤其易见于小脑附近的髓外肿瘤，小脑结核瘤。此征的发生是由于小脑幕上有三叉神经的返回支，当它受刺激时，三叉神经的眼支受到反射性影响，大概脑底血管之受牵拉也可能有部分作用。⑦强直发作：颅后窝病变的强直发作称 Jackson 小脑发作或幕下强直发作。儿童中比较常见。多突然发作，类似去脑强直，发作时意识丧失或者混浊，角弓反张状，四肢强直，瞳孔散大、对光反应消失，面色潮红或者发紫，心率过速或过缓，大汗淋漓等。常伴尿失禁。一般每次只发作几分钟，但有时可间断地发作数小时，甚至发作致死。⑧小脑体征：颅后窝肿瘤生长于小脑中线部位者居多。也常常影响两侧的小脑半球及其前方的第四脑室。因而，颅后窝肿瘤时常有小脑体征及其附近的脑干体征。颅后窝病变时的小脑体征有：小脑性肌张力低下，可为全身型或半身型或仅限于某肢体，以蚓部和半球病变多见；小脑性共济失调，见于半球病变的同侧半身或一肢，中间蚓部病变时常有静态共济失调，直立或坐立不稳，步态蹒跚。

2.颅后窝中线病变与两侧病变的鉴别

小脑中线部主要是指小脑蚓部，第四脑室壁病变时早期常表现为躯干共济失调（坐立、直立不稳、摆动）。因而病变可侵及第四脑室及其临近的脑干，亦常常发生脑积液循环障碍（颅内压升高）。呕吐与头痛亦常为早期临床症状，头痛可放射到后枕部，引起颈项强直。一般深反射多减弱，肌张力多减低，但少数患者因脑干受累可致反射亢进。小脑中线部位常见的肿瘤是髓母细胞瘤（儿童），也可以是星形细胞瘤（成年），偶尔也见室管膜瘤、血管网状细胞瘤等。

（1）小脑半球肿瘤：可破坏小脑半球功能，阻塞脑积液循环，偶尔可压迫脑干。主要的特征性体征是病灶同侧肢体共济失调、肌张力低，眼球震颤及动作震颤，如进展缓慢，症状较轻，患者可能要拖到颅内压增高就诊。因而就诊时大多数（90%）患者已有呕吐、头痛与视盘水肿。小脑半球的肿瘤与中线肿瘤相比，较易压迫脑干一侧的长束及颅神经。小脑半球肿瘤以星形细胞瘤最为常见。有时也发生血管网状细胞瘤、肉芽肿或转移癌。

(2)斜坡肿瘤:早期压迫脑干,产生多发性颅神经损伤及长束(运动、感觉)体征。颅神经损伤以第六至第十二对为主,常为双侧性损伤。有时可见斜坡骨质破坏。此部位以脊索瘤、脊索母细胞瘤为最常见,也可以因鼻咽部癌侵入颅内形成这种综合征。本部位也可发生脑膜瘤。

(3)枕骨大孔区畸形:包括扁平颅底、颅底陷入、环枕融合、颈椎分节不全(Klippel-Feil 畸形)、寰枢椎脱位,小脑扁桃体下疝畸形(Arnold-Chiari 畸形),以上几种畸形可单独存在,亦可两种以上同时存在。

症状和体征:可见颈神经根受刺激现象如颈项部慢性疼痛,感觉减退,一侧或双侧上肢麻木、酸痛、肌萎缩、反射减退等,单侧或双侧后组颅神经核或(和)核下损伤体征,如声哑、吞咽困难、舌肌萎缩等,颈脊髓和延髓受压症状如尿便潴留、四肢轻瘫、锥体束征、感觉障碍、吞咽及呼吸困难等,由于小脑扁桃体前压、脑压突然增高(如咳嗽、喷嚏、排便用力)时,脑脊液压力不能通畅地传入椎管,而传入脊髓中央管,若干患者有颈脊髓空洞症体征如单侧或双侧上肢和胸部呈节段型痛、温觉消失而触觉存在,深感觉正常,小脑体征,眼震常见。多为水平型,亦可为垂直型,据称向下视时出现垂直眼震具有特征性。可有小脑共济失调步态、指鼻及跟膝试验不稳;椎基底动脉供血不足症状如眩晕、呕吐或颈源性眩晕、复视、四肢无力及球部损伤体征,颅内压增高症状与体征如头痛呕吐、视盘水肿,甚至发生脑疝。

辅助检查主要靠头颅包括上颈椎的 X 线侧位照片。用各种方法测量齿状突高度、枕骨大孔前后缘与斜坡的角度、外耳孔高度等。寰枕区断层照相,小量定向气脑造影,MRI 以发现小脑扁桃体下疝。

诊断枕骨大孔畸形的参考体征:注意身体其他部位,尤其是头部的发育缺陷如头颈偏斜、面部不对称、颈项粗短、后发际低、颈部活动不灵、颈胸椎侧弯或后突、肢体不对称、骶骨裂、椎管内容物膨出等。

不过,存在枕骨大孔区畸形者,未必都发生脊髓空洞症,对存在脊髓空洞症的患者应详查有无枕骨大孔区畸形或该区其他病变。但是,不存在枕骨大孔区畸形或其他病变的脊髓空洞症也是存在的。文献中曾报道枕骨大孔区脑膜瘤伴有脊髓空洞症、慢性颅后窝粘连(慢性结核性脑膜炎)伴发脊髓空洞症的,但慢性小脑下疝不伴脊髓空洞症者,更屡见不鲜。

第九节 脑室系统占位病变的解剖生理与定位诊断

脑室系统发生占位病变时,其定位体征取决于:①脑室系统本身的生理解剖特点:有空间,有脑脊液在其中循环,有室管膜及脉络膜组织存在等。②脑室附近的结构:侧室前角在额叶,体部在中央叶及顶叶,后角在枕叶,下角在颞叶,三脑室内有下丘脑神经内分泌结构,接近视交叉等,第四脑室之前有脑干、后有小脑等。脑室系统占位病变体征的发生多与这两大特点有关。

一、侧脑室占位病变

侧脑室占位病变比较少见。侧脑室肿瘤大多数为神经外胚叶型,如脉络丛乳头状瘤、室管膜瘤、星形细胞瘤、脑膜瘤等,也偶见结核瘤、胆质瘤、脑囊虫。据称,侧脑室前部胶质瘤较多,后部则脑膜瘤较多。

侧脑室肿瘤可见于任何年龄,但20岁以前者较多。左侧似较右侧稍多。

侧脑室占位病变的最早症状是颅内压增高。头痛最为突出,常为发作性头痛,在室间孔突然阻塞时头痛开始发作,因脑室急剧扩张,头痛可达到难以耐受的程度,甚者引起昏迷及突然死亡。如因某种体位使室间孔突然开放,则剧烈的头痛可骤然停止。如此种头痛多次发作,可能迫使患者取特殊体位,如俯卧位或屈膝俯卧位,以谋取室间孔不被闭塞。偶有患者因撞击前额而缓解头痛,故每于头痛发作时屈膝俯卧并以前额撞地。患者为减少头痛发作,常取俯卧姿势睡眠。

头痛剧烈发作时,常伴严重呕吐,甚至伴意识障碍及脑干压迫现象或因脑疝致死,而头痛发作间期,由于侧脑室尤其是三角区内有较大的空隙,如肿瘤尚未侵及周围脑组织,在没有阻塞室间孔的情况下可以不发生症状。

在颅内压增高发作时或肿瘤侵及周围脑组织时,可根据其病变的部位产生各种脑损害症状与体征。

如前部病变可产生偏身型或单肢型感觉及运动障碍;后部病变可产生同侧偏盲,如侵及左颞、顶、枕交界处,则可能发生失用、失语、失认等症状。这些脑室周围脑组织受累的症状常常程度较轻,在颅内压严重升高时比较明显,颅内压暂时缓解时又可暂时消失或减轻。侧脑室肿瘤时,因颅内压增高,常有些一般性精神症状,如软弱无力、萎靡不振、记忆力减退、反应迟钝等。

体格检查,早期除可见程度不同的视盘水肿外,一般无定位体征。肿瘤侵犯脑室周围脑组织时可出现定位指征,因侵犯部位不同而异。

脑脊液检查除发现颅内压升高外,可见蛋白含量异常(增高),如为结核或寄生虫,也可有细胞数增多。

脑电图可见局灶性慢波或α节律减少或消失,但不恒定。

脑超声波检查可见中线波移位,此法无损伤而意义较大,应定期随诊。

放射线头颅平片只见一般颅内压增高征,无定位价值。电子计算机轴位断层扫描(CT扫描)对侧脑室之占位病变可提供重要诊断依据,因之可改变侧脑室肿瘤诊断困难的局面。脑室穿刺Conray造影可提供精确的定位诊断依据,一般在开颅手术之前进行。

二、第三脑室占位病变

第三脑室肿瘤也比较少见。原发于第三脑室的肿瘤有室管膜瘤、脉络丛乳头状瘤,但也可以发生脑膜瘤、颅咽管瘤、上皮样瘤。继发的第三脑室肿瘤主要有胶质瘤等。

症状与体征:与侧脑室肿瘤的共同特征是病初可长时间无症状,或在相当长的时间内只有颅内压增高的症状与体征,主要表现为头痛、呕吐与视盘水肿。由于可随着脑脊液循环是否通畅而呈发作性头痛,亦可造成患者的强迫头位及强迫体位。

侵及第三脑室邻近神经组织的体征可因其初发部位及生长方向不同而有差异。但总起来说,第三脑室只是一个狭窄的腔隙,丘脑、下丘脑、底节及中脑均在周围,很容易因这些组织受累而发生定位体征。

病灶起自底部时发生视交叉受累征象:视力减退、视野缺损以及视盘萎缩或水肿伴发萎缩,如病变范围较大,则可累及动眼神经及其他颅中窝颅神经。

病灶如自第三脑室侧壁起始,则可首先出现丘脑受累体征:半身感觉减退或感觉过度,丘脑疼痛,如累及底节则会表现出锥体外系体征。

第三脑室本身比较特殊的体征是内分泌与代谢功能失调。常常作为第三脑室肿瘤的主要症状而存在。常有性腺功能低下:性欲阙如、阳痿、闭经、第二性征不全,亦偶有性早熟现象。有时表现为肥胖性生殖不能营养不良综合征。有时出现尿崩症、高钠血症等水盐代谢障碍。下丘脑前部的食欲中枢病变时可发生厌食或偶尔食欲亢进。某些患者在病程中可出现病理性睡眠障碍(嗜睡)或阵发性昏迷。在脑脊液通路阻塞发作的高峰时,亦常有低热。亦可有中枢性血压波动,偏高者多。

随着病灶的扩延,可向后侵及中脑,出现上视困难、核性动眼神经障碍合并听力下降或消失,此乃四叠体损伤的体征。

第三脑室肿瘤时,脑脊液压力升高,蛋白含量可明显升高,脑脊液钠含量升高是很值得重视的一个指征。如为感染或寄生虫可见细胞数增多,但应病理涂片,注意与肿瘤细胞鉴别。

者想第三脑室肿瘤时脑电图无特殊指征,可有脑压升高之一般改变,有时因中线受累而出现阵发性 5～7 波/秒高幅慢波,有参考意义。

单然放射线平片仅可见颅内压升高现象。电子计算机轴位断层扫描(CT),可提供有重要意义的诊断依据。亦可术前进行脑室 Conray 造影,以确定病变范围。

三、第四脑室占位病变

真正生长于第四脑室的肿瘤主要是脉络丛乳头状瘤,其他肿瘤均系生长于第四脑室壁向脑室、脑干或小脑延伸。其中最常见的是室管膜瘤及血管网状细胞瘤。生长于第四脑室顶壁的肿瘤主要是小脑蚓部的髓母细胞瘤。第四脑室内亦可有寄生虫(脑囊虫)漂浮生长。

第四脑室内肿瘤的原始症状主要是由于脑脊液循环梗阻而引起。其颅内压升高所致的头痛、呕吐亦多间断发作。四脑室内占位病变多在早期引起颈项强直,过伸或过屈型强迫头位。可因脑干或小脑疝入枕骨大孔,压迫循环呼吸中枢而突然死亡,特别容易发生于腰穿之后。细致地收集病史,临床检查及观察病程经过,可根据病变侵入周围组织的表现获得关于病变起始部位、发展过程以及病变范围和性质的重要参考资料。

(一)第四脑室底病变综合征

1.菱形窝上三角综合征

此部以室管膜瘤多见。成年居多。病程平均 1～2 年。主要症状是前庭刺激,发病不久即发生眩晕发作。同时出现眼震、强迫头位,但听力丧失较轻,较晚,前庭功能试验为双侧刺激现象。以后陆续出现一侧三叉、外展及面神经受损体征。颅内压升高可以在较长时间内不出现。晚期出现凝视麻痹("外展旁核"受损)及颅内压升高。小脑症状较轻或不出现。

2.菱形窝下三角综合征

病程一般在 2 年以上,可较长时间无症状。首发症状常是呕吐,呃逆(迷走神经核受损)及内脏危象。相当一段时间之后出现吞咽困难等延髓性麻痹现象。心血管及呼吸障碍可随时发生,尤其在眩晕或头痛严重发作的顶峰或头位、体位变化时容易出现。颅内压升高、视盘水肿出现较早。随着病程的进展、也可出现外展前庭神经体征,凝视麻痹及轻度共济运动障碍。如肿瘤侵及小脑延髓池则可产生颈项部根痛及强迫头位。

(二)第四脑室顶壁综合征

第四脑室顶壁是小脑蚓部及前、后髓帆,此部最常发生的肿瘤是髓母细胞瘤(儿童)与星形细胞瘤(成年)。初发症状以躯干共济失调为多见(60%~70%)。病灶严格在中线者,肢体共济失调不多(5%~10%)。这种躯干共济失调与肢体共济失调的分离现象是蚓部肿瘤的特殊指征。颅内压增高亦出现较早。在患者初次就诊时,多已有视盘水肿存在,偶已继发视盘萎缩及视力减退。病程在2~6个月时出现强迫头位。病变向前发展,侵及菱形窝上三角时出现眼震、听力障碍、前庭功能试验异常、复视、外展及面神经同时麻痹。由于压迫脑干可出现强直发作(去脑强直发作),在头痛发作高峰时尤其容易出现。顶壁前部病变时眩晕、听神经体征出现较早,外展、三叉及面神经较早累及。亦常有上视困难。顶壁后部病变时则早期症状为呕吐及延髓性麻痹,而面丘(外展神经、面神经)症状较少。脑脊液检查多有轻度蛋白增高而细胞数不高。

(三)第四脑室脉络丛病变综合征

第四脑室脉络丛乳头状瘤,一般发展缓慢,可有较长时间的缓解,病程可达数年。临床特点是在长时间无症状之后突然发病。有的病例以突然头痛、呕吐发作起病,在发作高峰时出现个别颅神经刺激现象;有的病例以突然眩晕发作起病。有的病例则以突然呕吐和呃逆发病。此类发作常与体位和头位变化有关。发作的频度与程度各异,可间以较长时间的缓解期。症状的严重发作与不稳定、较晚出现脑干背盖与小脑受累指征为突出特点。除早期表现出Bruns综合征外,亦可有强直发作,发作中可突然死亡。共济失调一般轻微或仅在晚期出现。第四脑室之漂浮病变除带蒂之脉络丛乳头状瘤外,亦可为血管网状细胞瘤、脑囊虫等。

第五章 神经系统疾病的主要表现

第一节 失语症、失用症、失认症

大脑器质性病变引起高级神经活动障碍如失语症、失用症和失认症。这些症状单独或相伴出现，如 Broca 失语可伴面一口失用。

一、失语症

(一)失语症的理解

1.语言交流的基本形式

听、说(口语理解及表达)、读、写(文字理解及表达)是语言交流的基本形式。口语表达包括自发谈话、复述和命名。

2.失语症的概念

意识清晰，受损或丧失了后天获得性的对各种语言符号(口语、文字、手语等)的表达及认识能力，即脑损害导致语言交流能力障碍。

患者无精神障碍或严重智能障碍，视觉及听觉正常。无发音器官肌肉瘫痪，共济运动正常，不能听懂别人或自己的讲话，不能说出要表达的意思，不理解亦写不出病前会读、写的字句等。

3.构音障碍

(1)构音障碍：因发音器官神经肌肉病变引起发音器官肌无力及运动不协调导致发声困难、发音不清、声音、音调及语速异常等。但能正常理解言语，保留文字理解(阅读)和表达(书写)能力，通过文字能进行交流。

构音障碍是纯言语障碍，不属于失语症，患者具有语言形成及接受的能力，仅在言语形成阶段不能形成清晰的言语。

(2)常见疾病：如肌营养不良症、重症肌无力等；延髓性麻痹和面、舌瘫，小脑病变及 Parkinson 病。

(二)失语症的分类

参照 Benson 近代失语症分类法，依据失语症的临床特点及病灶部位，结合我国的实际情况，制订国内常用的失语症分类。

(三)失语症的临床特点

大脑病变引起的失语症有 6 个方面的障碍：听理解、自发谈话、阅读、书写、复述、命名。因病因及病变部位不同，失语症类型多以一种语言障碍为主，伴有不同程度的其他语言功能障碍，或表现为全部语言功能受损，可伴有失用、失认或肢瘫等。

1.Broca 失语（运动性失语）

临床特征：口语表达障碍非常严重。

（1）相对较好理解的口语。

（2）特征性的电报式语言：语量少，仅限于实质词且缺乏语法结构。

（3）非流利型口语：即讲话费力，发音、语调障碍，找词困难。

（4）复述、命名、阅读及书写的不同程度障碍。

（5）较难理解有语法词及秩序词的句子：如分不清"猫比狗大和狗比猫大"。

（6）病位：优势半球 Broca 区（额下回后部），还可累及相应皮层下白质及脑室周围白质甚至顶叶及岛叶。

2.Wernicke 失语（感觉性失语）

临床特征：口语理解障碍十分明显。

（1）口语理解障碍：不能理解别人和自己讲的话，或仅理解个别词。

（2）答非所问。

（3）错语：患者不断地说，但因错语较多，不易被人理解。

（4）流利型口语：发音清晰，语法结构缺乏实质词，语量多，讲话不费力，正常语调。

（5）命名、朗读及文字理解障碍。

（6）复述及听写障碍：与理解障碍同时出现。

（7）病位：优势半球 Wernicke 区（颞上回后部）。

3.传导性失语

临床特征：明显的复述不成比例受损。

（1）听理解正常。

（2）伴不同程度的书写障碍。

（3）自发讲出正常的句子：患者口语清晰，语法结构、语义完整。

（4）错语复述：多为语音错语（如将"铅笔"说成"先北"）。

（5）病位：优势半球缘上回皮质或深部白质内的弓状纤维。

4.经皮质性失语

临床特征：复述较其他语言功能好。根据病变部位和临床表现分为经皮质运动性失语、经皮质感觉性失语、经皮质混合性失语。

5.命名性失语

临床特征：不能命名的失语。

（1）选择性命名障碍：口语找词困难、缺实质词，多以描述物品功能代替说不出的词，表现出赘语和空话较多，在所给的供选择名称中能选出正确的名词。

（2）理解及复述正常或近于正常：与 Wernicke 失语不同。

（3）病位：多在优势半球颞中回后部的颞枕交界区。

6.完全性失语（混合性失语）

临床特征：所有语言功能均有明显障碍。

（1）刻板性语言：口语表达障碍明显，只能发出吗、吧、哒等声音。

(2)理解、复述、命名、阅读和书写均严重障碍:预后差。

(3)通过学会非语言形式交流:如结合语境、表情、手势、姿势、语调变化等进行。

(4)病位:较大范围的优势侧大脑半球病变,如大脑中动脉分布区的大片病灶。

7.皮质下失语(尚存争议)

皮质下结构参与语言的过程,其病变影响了皮质语言中枢的血供及代谢从而产生失语。

CT 和 MRI 证实,局限于优势侧皮质下结构(如丘脑及基底节)病变引起的失语,但较皮质病变少见,症状不典型。

(1)基底节性失语:自发性言语受限,且音量小,语调低。

(2)丘脑性失语:音量小、语调低、表情淡漠、不主动讲话,且有找词困难,可伴错语。

二、失用症

(一)失用症的理解

1.概念

指脑部疾患时,患者无意识及智能障碍,无运动麻痹、共济失调、肌张力障碍和感觉障碍,但在企图做出有目的或细巧的动作时不能准确执行其所了解的随意性动作。

患者不能正确地使用肢体功能完成已经形成习惯的动作,如不能按要求做洗脸、伸舌、吞咽、划火柴等简单动作,但在不经意的情况下却能自发地完成此类动作。

2.左侧缘上回

左侧缘上回是运用功能的皮质代表区,该处发出的纤维至同侧中央前回,再经胼胝体到达右侧中央前回。因此左侧顶叶缘上回病变产生双侧失用症,从左侧缘上回至同侧中央前回间的病变引起右侧肢体失用,胼胝体前部或右侧皮质下白质受损时引起左侧肢体失用。

在运动的意念指导下,一个复杂的随意运动,通过上、下运动神经元和锥体外系及小脑系统的整合而完成。

(二)临床类型及表现

1.观念运动性失用症

(1)日常生活不受影响:最常见的失用症,可自动地、反射地做有关运动。

(2)复杂的随意动作或模仿动作:不能按照指令完成。患者知道和说出如何做,但不能按指令作伸舌、刷牙等动作;进食时,可无意地自动伸舌舔留在唇边的米粒。

(3)病位:多在左侧缘上回,或运动区及运动前区病变,可能与动作观念的形成区(缘上回)和执行动作的中枢间的纤维通路中断相关。

2.观念性失用症

(1)弄错动作的前后程序:失去做复杂精巧动作的正确观念,只能做复杂动作中的单一行为或一些分解动作,日常活动显得不正常。

(2)无模仿动作障碍:与其他失用症可同时发生。

(3)综合感觉缺失。

(4)病因:多为脑部弥散性病变,如中毒、动脉硬化性脑病、帕金森综合征或神经症。

(5)病位:左侧顶叶后部、缘上回及胼胝体病损,或双侧病变所致。

3.结构性失用症

(1)空间关系的结构性运用障碍:患者能认识和理解建筑、排列和绘画的各个构成部分及位置关系,但构成整体的空间分析和综合能力出现障碍。

(2)与视觉性失认症可能有关。

(3)病位:非优势半球枕叶与角回间联合纤维中断所致。

4.肢体运动性失用症

(1)表现:多限于上肢远端,简单动作笨拙;失去执行精巧、熟练动作的能力,患者被动执行口令,模仿及主动自发动作障碍,如不能书写、扣衣和弹琴等。

(2)病位:双侧或对侧运动区(4区及6区)及该区发出的神经纤维或胼胝体前部病变所致。

5.面—口失用症

(1)表现:不能按指令或模仿检查者完成面部动作,如眨眼、舔唇、伸舌、吹灭火柴等;但不经意时能自发地完成上述动作,运用实物的功能较好。

(2)病位:局限于左运动皮层的面部区域,则失用仅限于面部肌肉,可伴言语失用或Broca失语;位于左缘上回底面或左联合运动皮层区,可伴有肢体失用。

6.穿衣失用症

(1)表现:不能正确的穿脱衣裤,可合并结构性失用、偏侧忽视或失语等。

(2)病位:多由右侧顶叶病变产生,与视觉性空间定向障碍有关。

三、失认症

(一)失认症的概念

指脑损害时,患者在无视觉、触觉、听觉、智能及意识障碍等情况下,不能通过感觉辨认熟悉的物体,但能通过其他感觉通道认识该物。如看到手表,虽不知为何物,经过触摸表的外形或听到表走动的声音,而知其为手表。

(二)临床类型及表现

1.视觉失认

(1)表现:初级视觉无丧失,但对视觉对象本身与其概念间的联系中断,不能正确认识、描述和命名眼前看到的熟悉物品;包括物品失认、面孔失认、颜色失认、纯失读及同时性失认。

(2)病位:后枕叶、纹状体周围区和角回病变。

2.听觉失认

(1)表现:听力正常,不能辨别原来熟悉的声音。

(2)病位:双侧听觉联络皮质(如精神聋)、双侧颞上回中部皮质、左侧颞叶皮质下白质(如纯词聋)。

3.触觉性失认

(1)表现:患者触觉、本体感觉和温度觉正常,但不能单纯通过用手触摸来认识手中感觉到的熟悉的物体。

(2)病位:双侧顶叶角回、缘上回。

4.体象障碍

(1)表现:视觉、痛温觉和本体性感觉完好,但不能认识躯体各个部位的存在、空间位置及各组成部分之间的关系。表现为自体部位失认、偏侧肢体忽视、病觉缺失、幻肢症及半侧肢体失存症等。

(2)病位:非优势半球(右侧)顶叶病变。

5.Gerstmann 综合征

(1)表现:双侧手指失认、肢体左右失定向、失写和失算。

(2)病位:优势半球顶叶角回病变。

第二节 视觉障碍及眼球运动障碍

一、视觉障碍

(一)解剖基础

视觉传导路径自视觉感受器(视网膜圆锥、圆柱细胞)起始,经视神经、视交叉、视束、外侧膝状体、视放射至枕叶视觉皮质(纹状区的楔回和舌回),径路很长,任何一处损害均可造成视力障碍或视野缺损。

视网膜为视觉感受器,是脑向前延伸的部分;从视盘起始到视交叉为视神经。长约4.6cm,2/3 位于眼眶内,1/3 位于视神经管及颅腔内。与筛窦、蝶窦、大脑额叶、颈内动脉干及海绵窦相邻。视神经系胚胎发育早期大脑向周围突出的部分,无神经膜,神经纤维间有神经胶质细胞;两侧视神经向后至蝶鞍上方的脑底池处合并组成视交叉,再向后外方延伸形成左右视束。与第三脑室、蝶鞍、动脉 Willis 环相邻。在视交叉中,来自两鼻侧视网膜的视神经纤维互相交叉至对侧视束,而来自两颞侧视网膜的视神经纤维都不交叉而至同侧视束;视放射起始于外侧膝状体向后通过内囊后肢而与躯体感觉径路并列,位于感觉纤维之后,听放射的内侧,再向后延伸绕过侧脑室下角和后角到达枕叶视觉皮质的纹状区。

(二)定位诊断

1.单眼视力障碍

(1)突然视力丧失:患侧眼视力减退或全盲,伴直接对光反射消失,但间接对光反射存在。可见于:①眼动脉或视网膜中央动脉闭塞;②单眼一过性黑矇见于颈内动脉系统 TIA 及眼性偏头痛时脑血管痉挛引起视网膜供血不足。

(2)进行性视力障碍:患侧眼视力减退或全盲,伴直接对光反射消失,但间接对光反射存在,眼底可见视盘萎缩。多见于:①视力障碍在数小时或数日达到高峰,多见于球后视神经炎、视神经脊髓炎和多发性硬化等;②先有不规则视野缺损,然后出现视力障碍或失明,常由于视神经压迫性病变引起,如出现视神经萎缩多见于肿瘤、动脉瘤等;额底部肿瘤除引起同侧嗅觉丧失,还可出现同侧原发性视神经萎缩及对侧视神经盘水肿。

2.双眼视力障碍

(1)一过性视力障碍。常见于双侧枕叶视中枢短暂性脑缺血发作;双侧视中枢病变所致的视力障碍又称皮质盲。与视神经病变引起的视力障碍不同,皮质盲不伴有瞳孔散大,光反射也不丧失。

(2)进行性举力障碍。见于:①中毒或营养缺乏性视神经病:如异烟肼、酒精、甲醇和铅等重金属中毒、维生素 B_{12} 缺乏;②原发性视神经萎缩:多因球后视神经炎、多发性硬化、视神经受压等;③慢性视神经盘水肿:颅压增高造成视网膜中央静脉和淋巴回流受阻,晚期产生继发性视神经萎缩。

3.视野缺损

视野缺损是指视神经病变引起单眼全盲,视交叉及其后视径路病变易产生偏盲或象限盲。

(1)双眼颞侧偏盲:视交叉中央损害时,视神经双鼻侧纤维受损,产生双眼颞侧偏盲,多见于鞍区肿瘤、视交叉蛛网膜炎等,特别是垂体瘤;如病变扩及视交叉外侧累及病侧的颞侧纤维时,则患侧眼全盲;两侧颈内动脉粥样硬化并极度扩张或两侧颈内动脉的动脉瘤可造成视交叉的两外侧面损害,产生两鼻侧异位性偏盲。

(2)对侧同位性偏盲:当视束、外侧膝状体、视辐射全部及枕叶中枢的病变发生时,出现病灶同侧视神经颞侧纤维和对侧视神经鼻侧纤维受损,产生病侧眼鼻侧偏盲,对侧眼颞侧偏盲,即病灶对侧的同位性偏盲,伴有偏盲性瞳孔反射缺失(光束自偏盲侧照射瞳孔,不出现瞳孔对光反射,自领侧照射时则有对光反射)。多见于颞叶和丘脑的肿瘤、颅底动脉瘤。枕叶视中枢的病变视野中心部常保留,称黄斑回避,其可能原因是黄斑区纤维分布在双侧枕叶视皮质。

(3)对侧同位象限盲:病损在视放射时,因视放射向后其上方和下方纤维逐渐分开,故可出现同位性上象限盲(颞叶病变引起下方纤维受损)或同位性下象限盲(顶叶病变引起上方纤维受损)。多见于内囊血管性病变和颞顶叶肿瘤。

二、眼球运动障碍

(一)解剖生理

(1)动眼神经、滑车神经和展神经为眼球运动。滑车神经支配上斜肌,展神经分布于外直肌,而动眼神经除支配上睑提肌、上直肌、下直肌、内直肌、下斜肌(统称眼外肌)使眼球向、上、下、内运动以外,还发出副交感神经纤维分布于瞳孔括约肌和睫状肌(眼内肌)以司瞳孔缩小和晶体变厚。

(2)动眼神经核群为一细长的细胞团块,位于中脑的上丘水平大脑导水管周围,双侧自上而下的排列为提上睑肌核、上直肌核、内直肌核、下斜肌核和下直肌核,各核两侧相距甚近,而前后距相对较远。

(3)瞳孔对光反射传导路径:视网膜→视神经→视交叉→视束→中脑顶盖前区→Edinger Westphal 核→动眼神经→睫状神经节→节后纤维→瞳孔括约肌。

(二)临床表现

1.眼肌麻痹

眼肌麻痹系由于眼球运动神经或眼球协同运动的调节结构病变所致。

(1)周围性眼肌麻痹:是由于眼球运动神经损害所致眼球协同运动障碍,常出现复视。

①动眼神经麻痹:可出现其所支配的全眼肌麻痹,眼外肌麻痹表现为上睑下垂,外斜视,眼球不能向上、向内及向下运动或受限,并出现复视;眼内肌麻痹表现瞳孔散大、光反射及调节反射消失。②滑车神经麻痹:多合并动眼神经麻痹,单独滑车神经麻痹少见,可表现眼球向外下方运动受限,并有复视。③展神经麻痹:呈内斜视,眼球不能向外方转动,有复视。

(2)核性眼肌麻痹:是指由脑干病变(血管病、炎症、肿瘤)使眼球运动神经核受损所致的眼球运动障碍,病变常累及邻近结构,如展神经核位于脑桥面丘水平,被面神经所环绕,该处病变时表现为病灶同侧眼球外展不能,内斜视和周围性面瘫、对侧肢体交叉性瘫;如动眼神经核的亚核多而分散,病变可仅累及其中部分核团而引起某一眼肌受累,也可累及双侧。

(3)核间性眼肌麻痹:病变位于连接动眼神经内直肌与展神经核之间的内侧纵束,内侧纵束同时还与脑桥旁中线网状结构(PPRF)相连而实现眼球的水平同向运动,其损害可造成眼球水平性同向运动(凝视)障碍,表现为单眼的内直肌或外直肌的分离性麻痹(侧视时单眼侧视运动不能),并多合并分离性水平眼震。

(4)中枢性眼肌麻痹:表现为双眼同向运动障碍,系脑干或皮质的眼球水平同向运动中枢(侧视中枢)病变所致的双眼水平同向运动障碍即凝视麻痹,又称核上性眼肌麻痹。同向侧视中枢有二:①脑桥侧视中枢:位于展神经核附近或其中,发出纤维经内侧纵束至同侧展神经核及对侧动眼神经核的内直肌核,使同侧外直肌和对侧内直肌同时收缩,产生双眼球向同侧的侧视运动;②皮质侧视中枢:主要在额中回后部,下行纤维支配对侧脑桥侧视中枢,使双眼受意志支配同时向对侧侧视。上述两个侧视中枢的病变均可引起侧视麻痹。脑干侧视中枢病变时,常损及邻近的面神经核和未交叉的皮质脊髓束,而出现同侧周围性面瘫和对侧肢体上运动神经元性瘫痪及双眼不能向病灶侧注视而凝视病灶对侧(患者凝视自己的瘫痪肢体,Foville 综合征)。皮质侧视中枢病变时,双眼不能向病灶对侧注视,且因受对侧(健侧)侧视中枢的影响,双眼向病灶侧偏斜(患者凝视自己病灶);但当病变较轻产生刺激症状时,则双眼向病灶对侧偏斜。

由于皮质其他部位的代偿作用,皮质侧视中枢产生的侧视麻痹多为一过性。

2.瞳孔调节障碍

瞳孔的大小是由支配瞳孔括约肌的动眼神经副交感纤维和支配瞳孔散大肌的来自颈上交感神经节的交感纤维共同调节的。在普通光线下瞳孔的正常直径为 2～4mm。

(1)瞳孔对光反射:是受光线刺激后瞳孔缩小的反射。光反射传入纤维,即外侧膝状体之前视觉径路病变,以及传出纤维即动眼神经损害均可使光反射减弱或消失。

(2)调节反射:是指注视近物时双眼会聚及瞳孔缩小的反应。缩瞳反应和会聚动作不一定同时受损,一般认为视中枢到中脑的纤维分别与 E－W 核及双侧内直肌核联系。会聚不能可见于帕金森病及中脑病变;缩瞳反应丧失可见于白喉或累及中脑的炎症。

(3)阿罗瞳孔:表现光反射消失调节反射存在。是由于顶盖前区的光反射径路受损所致。多见于神经梅毒,偶见于多发性硬化等。

(4)艾迪瞳孔:表现一侧瞳孔散大,只在暗处强光持续照射瞳孔才出现缓慢的收缩,光照停止后瞳孔缓慢散大,调节反射也同样缓慢出现并缓慢恢复。多中年女性,常有四肢腱反射消失(下肢尤明显)。如同时伴有节段性无汗及直立性低血压等,称为艾迪综合征。

（5）霍纳征：表现为一侧瞳孔缩小、眼裂变小（睑板肌麻痹）、眼球内陷（眼眶肌麻痹）；可伴同侧面部少汗。见于颈上交感神经径路损害及脑干网状结构的交感纤维损害。

（三）定位诊断

1.动眼神经损害

（1）核性损害：中脑病变时，多表现为双侧的某些眼肌单个麻痹，而前端的 Edinger－Wesphal 核常不累及，故瞳孔多正常。见于脑干脑炎、脑干肿瘤及脱髓鞘病变。

（2）核下性损害：因走行各段邻近结构的不同表现也不同。①中脑病变：为髓内段动眼神经纤维受损，常累及同侧尚未交叉的锥体束，故出现病灶侧动眼神经麻痹，伴对侧中枢性面、舌瘫及肢体上运动神经元性瘫痪（Weber 综合征）。见于中脑梗死、肿瘤及脑干脑炎等。②颅底病变：仅有一侧动眼神经麻痹，多见于大脑后动脉瘤、小脑幕切迹疝等。③海绵窦病变：早期可仅有动眼神经麻痹，但此处病变常累及滑车神经和展神经，故多为全眼麻痹。④眶上裂病变：同海绵窦病变，但无眼球静脉回流受阻症状，并因动眼神经入眶上裂进而分为上、下两支，故有时仅表现为部分眼肌麻痹。见于该处肿瘤、外伤等。⑤眶内病变：同眶上裂病变外，因同时累及视神经，而出现视力减退，视神经盘水肿。见于眶内肿瘤、炎症等。

（3）核上性损害：系脑干或皮质眼球协同运动中枢受损引起。多见于脑干肿瘤、炎症、脱髓鞘病变以及大脑半球血管病变、肿瘤等。

2.展神经损害

表现为眼球内斜视、外展受限。

（1）核性损害：因病变常累及同侧未交叉的锥体束，故可出现对侧肢体上运动神经元性瘫痪。多见于脑干梗死及肿瘤。

（2）核下性损害：①颅底病变：展神经在颅底行程较长，故很易受损，可为单侧或双侧，出现一侧或双侧眼球外展受限或不能，见于颅底炎症、斜坡肿瘤、颅底转移癌、颅内压增高等；②海绵窦、眶上裂和眶内病变：见上。

（3）核上性损害：表现为双眼同向运动障碍，系脑干或皮质眼球同向中枢病变引起。①侧视麻痹：见于脑桥梗死、肿瘤和脱髓鞘病等；②垂直运动麻痹：见于中脑的血管病变和脱髓鞘病以及肿瘤，刺激症状时偶可产生双眼痉挛性上视，见于脑炎后帕金森综合征等。

第三节　眩晕和听觉障碍

听神经（蜗神经和前庭神经）或其传导路径的病变引起眩晕和听觉障碍。蜗神经和前庭神经的感受器相邻、传入的神经相伴行、进入脑干之后二者彼此分开，因此眩晕和听觉障碍可同时出现（如内耳病变）或单独出现（如脑干病变）。

一、眩晕

（一）概念

眩晕是患者的主观感觉，错误体会自身的平衡觉和空间位象觉，是一种自身或外界物体的运动性幻觉。患者主观感觉到自身或外界物体呈旋转感或升降、倾斜、直线运动、头重脚轻等感觉。头晕常缺乏自身或外界物体的旋转感,患者仅主诉头重脚轻、步态不稳等。

(二)空间位象觉

视觉、深感觉、前庭系统、大脑皮质与正常维持空间位象觉相关。视觉可认识判别周围物体的方位及其与自身的关系;深感觉判别自身的姿势、位置、运动的范围及幅度;前庭系统辨别肢体运动的方向及所处的位置,最后经相关大脑皮质及皮质下结构的整合,调整偏差以稳定躯体。

(三)临床分类及表现

根据病变部位的不同及眩晕的性质分类如下。

1.系统性眩晕

主要病因是前庭系统病变,可伴有平衡障碍、眼球震颤及听力障碍。依临床表现和病变部位不同分为:

(1)周围性眩晕(真性眩晕):①病位,前庭器官病变引起,即前庭感受器及前庭神经颅外段(未出内听道)病变引起。②常见疾病:迷路炎、中耳炎、前庭神经元炎、内耳眩晕症(Meniere病)等。眩晕:突然发生剧烈旋转性或上下左右摇晃感,头位或体位改变加重眩晕,每次持续时间短(数十分、数小时、数天),闭目后不减轻。眼球震颤:眼球有节律的、短促的、不自主的来回摆动,周围性眩晕时眩晕发作与眼震同时存在。眩晕程度与眼震幅度一致。周围性眩晕无垂直性眼震,多为水平性眼震或水平加旋转性,眼震快相向健侧或慢相向病灶侧(破坏性病变),向健侧注视时眼震加重。平衡障碍:旋转性或上下左右摇摆性运动感,站立不稳。自主神经症状:如严重恶心、呕吐、出汗及面色苍白等。伴随症状:明显的耳鸣、听力减退、耳聋等症状,无脑部功能损害的表现。

(2)中枢性眩晕(假性眩晕)。

病位:因前庭神经颅内段、前庭神经核、核上纤维、内侧纵束及皮质和小脑的前庭代表区病变引起。

常见疾病:椎基底动脉供血不全,小脑、脑干及第四脑室肿瘤,颅内高压症,听神经瘤和癫痫等。

临床表现:①眩晕,呈旋转性或向一侧运动感,与头部或体位改变无关,程度较周围性轻,闭目后减轻,持续时间较长(数周、数月、数年)。②眼球震颤:持续存在,粗大,与眩晕程度不一致;眼震快相向健侧(小脑例外)与周围性眩晕相同,或眼震方向不一致。③平衡障碍:旋转性或向一侧运动感,站立不稳。④自主神经症状:较周围性轻。⑤伴随症状:有脑功能损害表现如头痛、颅内高压、瘫痪抽搐等。无明显耳鸣、听力减退、耳聋等。眩晕也可作为颞叶癫痫的一种征兆。

(3)位置性眩晕:属于中枢性或周围性眩晕;特点是头处于某一位置时出现眩晕、眼震、可伴有恶心、呕吐等。

2.非系统性眩晕

(1)概念:由前庭系统以外的全身系统疾病引起的眩晕。

(2)常见疾病:如眼部疾病、血液病、心功能不全、感染、贫血、中毒及神经功能失调等。

（3）特点：头晕眼花或轻度站立不稳，无旋转性眩晕感，很少伴有恶心、呕吐，亦无眼震。

（4）深感觉障碍眩晕：是姿势感觉性眩晕，由于姿势不稳引起，无眼震、可有深感觉障碍及 Romberg 征阳性。

（5）视觉系统病变（屈光不正、眼肌麻痹等）：无旋转性眩晕和听力障碍，可有假性眼震，即眼球水平来回摆动、节律不整，遮盖病眼则眩晕消失。

二、听觉障碍

蜗神经干脑桥蜗神经核终止后发出纤维，即外侧丘系在脑桥同侧及对侧上行，当一侧蜗神经病变时可致听觉障碍，但一侧中枢性病变无明显听觉障碍，颞叶听联合区刺激性病变时产生幻听。

听觉障碍分为耳鸣、耳聋和听觉过敏。

（一）耳鸣

1.概念

无外界声音刺激下，病理性刺激听感受器及其传导路径引起的主观性耳鸣。多数耳鸣伴有听力减退。

2.耳鸣类型

（1）高音调耳鸣：感音器病变。

（2）低音调耳鸣：传导声音径路病变。

（二）耳聋

最常见的听觉障碍，分为传导性、神经性及混合性耳聋。

1.传导性耳聋

常见于外耳道异物或耵聍、鼓膜穿孔和中耳炎等外耳道和中耳病变。

2.神经性耳聋（感音性耳聋）

（1）病位：由内耳、听神经、蜗神经核核上听觉通路病变引起。常为双侧性聋。

（2）临床分为：①神经性聋，如听神经瘤、颅底蛛网膜炎等。②耳蜗性聋：如迷路炎、中毒、Meniere 病等。③中枢性耳聋：脑干脑血管病变、肿瘤、炎症、多发性硬化等。

区别：通过复聪现象或重振试验加以区别耳蜗性聋和神经性聋，即将声音强度增高，前者患耳听力提高近正常（重振试验阳性），后者则无此反应（重振试验阴性）。

3.混合性耳聋

同时存在传导性及神经性耳聋，见于老年性耳聋、慢性化脓性中耳炎等。

4.功能性耳聋

见于癔症，虽有耳聋表现，但检查结果与主述耳聋的程度不符或检查无听力丧失。

（三）听觉过敏

患者听到的声音较真正听到的强。常见于面神经麻痹时，因镫骨肌瘫痪，微弱的声波振动即引起内淋巴强烈震荡而发生病理性的声音增强。

第四节　感觉障碍

感觉是各种形式的刺激在人脑中的直接反映,是人脑对事物的个别属性的认识能力,包括一般感觉(浅感觉、深感觉和复合感觉)和特殊感觉(视觉、听觉、嗅觉和味觉)。

一、一般感觉障碍分类

(一)刺激症状

①感觉过敏;②感觉倒错;③感觉过度;④感觉异常;⑤疼痛,依病变部位及疼痛特点可分为:局部疼痛;放射性疼痛;扩散性疼痛;牵涉性疼痛;幻肢痛;灼烧性神经痛。

(二)缺损症状

感觉传导路破坏时出现的感觉减退或缺失。同一部位各种感觉均缺失称为完全性感觉缺失;同一个部位仅某种感觉缺失而其他感觉保留称为分离性感觉障碍。如患者深浅感觉正常,对刺激部位、物体形状、重量等不能辨别者,称皮质感觉缺失。某神经分布区有自发痛,伴痛觉减退者,称痛性痛觉减退或痛性麻痹。

二、一般感觉障碍表现及定位诊断

(一)末梢型

为肢体远端对称性的各种感觉障碍,呈手套袜套样分布,远端重于近端,可伴有相应区内运动及自主神经功能障碍。见于多发性神经病等。

(二)周围神经型

1.单一周围神经的病变

感觉障碍局限于某一周围神经支配区,如桡神经、尺神经、腓总神经、股外侧皮神经等受损。

2.神经干或神经丛的病变

如一肢体多数周围神经各种感觉障碍,为神经干或神经丛病变,如外伤所致的臂丛神经损伤。

(三)节段型

1.后根型

为单侧节段性完全性感觉障碍,与神经根的分布一致,常伴放射性疼痛,见于脊神经根病变,如腰椎间盘脱出、髓外肿瘤等,如累及前根还可出现节段性运动障碍。

2.后角型

为损伤节段性分离性感觉障碍,表现痛温觉缺失而触觉和深感觉保留,见于脊髓空洞症、脊髓内肿瘤等。

3.前连合型

为双侧节段性分布的对称性分离性感觉障碍,表现痛温觉缺失而触觉和深感觉保留,见于脊髓空洞症、脊髓内肿瘤早期等。

(四)传导束型

1.脊髓半离断型

病变侧损伤平面以下深感觉障碍及上运动神经元瘫痪,对侧损伤平面以下痛温觉缺失,亦称脊髓半切综合征,见于髓外占位性病变、脊髓外伤等。

2.脊髓横贯性损害

病变平面以下所有感觉缺失或减弱,平面上部可能有感觉过敏带,表现为截瘫或四肢瘫、尿便障碍,见于急性脊髓炎、脊髓压迫症后期。

3.后索型

后索的薄束、楔束损害,则受损平面以下深感觉障碍和精细触觉障碍,出现感觉性共济失调,见于糖尿病、脊髓痨或亚急性联合变性等。

4.侧索型

因影响了脊髓丘脑侧束和皮质脊髓束,表现损伤平面以下病变对侧分离性感觉障碍(痛温觉缺失而触觉和深感觉保留)及同侧上运动神经元瘫痪。

(五)交叉型

现为同侧面部及对侧半身分离性感觉障碍(痛温觉缺失而触觉和深感觉保留),伴有其他延髓内结构损害的表现。如小脑后下动脉闭塞所致的延髓背外侧综合征。

(六)偏身型

脑桥、中脑、丘脑及内囊等处病变均可导致对侧偏身(包括面部)的感觉障碍,可伴有肢体瘫痪或面舌瘫等。

(七)单肢型

因大脑皮质感觉区分布较广,一般病变仅损及部分区域,故常表现为对侧上肢或下肢感觉缺失,有复合感觉障碍为其特点;如为刺激性病灶,则出现局限性感觉性癫痫(发作性感觉异常)。

三、特殊感觉障碍表现

(一)听觉障碍

听觉障碍表现为耳聋、耳鸣及听觉过敏,可由听觉传导通路损害引起。

1.耳聋

耳聋即听力的减退或丧失,是听觉障碍最常见的症状,依据病变部位分为以下几种。①传导性:由外耳和中耳向内耳传递声波的系统病变引起的听力下降,多见于外耳道异物或耵聍增多、鼓膜穿孔和中耳炎等。②感音性:由内耳螺旋器、耳蜗神经和蜗神经核核上听觉通路病变所致。耳蜗性聋有迷路炎、中毒、梅尼埃病等;神经性聋有听神经瘤、颅底蛛网膜炎等;中枢性耳聋可见于双侧蜗神经核及核上听觉中枢径路损害时,如松果体瘤,也可见于脑干脑血管病、炎症、多发性硬化等。③混合性耳聋、传导性及感音性耳聋同时存在,见于老年性耳聋、慢性化脓性中耳炎等。

2.耳鸣

是指在没有任何外界声源刺激的情况下,患者却主观听到的一种鸣响感。听觉传导通路上任何部位的刺激性病变都可引起耳鸣。神经系统疾病引起的耳鸣多表现为高音调,而外耳和中耳的病变多为低音调耳鸣。多数耳鸣患者同时有听力减退。

3.听觉过敏

是指声音呈病理性增强,患者对于正常的声音感觉比实际声源的强度大。可见于中耳炎早期时,鼓膜张肌张力增高而使鼓膜过度紧张而产生听觉过敏;另外,面神经麻痹时可引起镫骨肌瘫痪,使小的声波振动即引起强烈的内淋巴振动,而产生听觉过敏。

(二)嗅觉障碍

1.嗅觉缺失

是一种鼻部病变,气味无法接触嗅觉感受器,可见于鼻炎、鼻部肿物及外伤等,也见于嗅神经、嗅球及嗅束病变,如颅前窝颅底骨折累及筛板,可撕脱嗅神经造成嗅觉障碍,额叶底部肿瘤或嗅沟病变压迫嗅球、嗅束,可导致一侧或两侧嗅觉丧失等。

2.嗅觉异常

表现为给予嗅觉刺激后嗅到异常的恶臭难闻的气味,可见于鼻咽部病变、嗅球部分损害、抑郁症患者、精神分裂症或颅脑外伤后遗症等。

3.嗅幻觉

嗅中枢的刺激性病变可引起嗅幻觉,患者常发作性地嗅到实际,上并不存在的特殊气味,可见于颞叶癫痫的先兆期或颞叶海马附近的肿瘤。

(三)味觉障碍

1.味觉缺失

味觉减退最常见原因是大量吸烟,此外见于面神经炎、口咽部肿瘤、口咽部或头颈部放疗、应用一些药物的不良反应(如青霉胺、长春新碱等)等。

2.味幻觉

比嗅幻觉少见,半数病例在味觉先兆后出现癫痫发作,味觉先兆有时提示额顶叶皮质损害。

第五节　意识障碍

意识障碍是指患者对周围的事物反应迟钝或完全无反应及丧失知觉,是病情危重的表现。根据意识障碍轻重不同分为嗜睡、昏睡以及昏迷。昏迷又根据其程度分为浅昏迷、中度昏迷和深昏迷。各系统疾病均可导致昏迷。

一、病因

(一)中枢神经系统疾病

包括急性脑血管病、脑外伤、各种原因引起的脑疝、脑水肿等。

(二)急性感染性疾病

有脑炎、脑膜炎、脑脓肿、败血症、肺感染等。

(三)药物和化学物质中毒

有安眠药中毒、CO中毒、酒精中毒、农药中毒等。

(四)代谢性脑病

肝性脑病、肾性脑病、低血糖、酮症酸中毒、甲状腺危象等。

(五)意外伤害

包括溺水、触电、中暑等。

二、鉴别诊断

(1)急性发病,存在高血压病、糖尿病等脑血管病的危险因素,伴有神经系统定位体征,考虑脑血管病。

(2)有感染病史,伴有发热、头痛、呕吐、癫痫发作、精神症状,考虑中枢神经系统感染。

(3)血压低、体温低、瞳孔缩小考虑安眠药中毒;有煤气泄漏或点煤炉情况,并伴有口唇樱桃红色考虑,CO中毒;有大量饮酒史或服农药史,考虑酒精中毒及农药中毒。

(4)右上腹痛,肝功异常伴有黄疸、血氨明显增高,考虑肝性脑病;肌酐、尿素氮明显增高考虑肾性脑病;血糖过低考虑低血糖昏迷;尿中有酮体伴有离子紊乱、CO_2CP降低考虑酮症酸中毒;有甲亢病史,出现烦躁不安、恶心、呕吐、食欲缺乏,逐渐神志不清,高热(体温达39℃以上),大汗淋漓,心率达140/min以上或伴有心律失常可能为甲亢危象。

第六节 晕厥及痫性发作

损害大脑半球或脑干网状激活系统引起短暂的可逆性意识丧失即晕厥和痫性发作。

一、晕厥

(一)概念

由于突然发生全脑血流量减少,引起发作性的短暂意识丧失,并因姿势性张力丧失而倒地,短时间内恢复。晕厥是较常见的临床综合征。

(二)病因

导致脑血流量突然减少的原因有以下几个方面。

(1)血压急剧下降。

(2)动脉急性广泛的供血不足。

(3)心脏输出量突然减少。

(三)临床分类

依据病因及发病机制不同分为四类。

1.反射性晕厥

(1)病因:①由于调节血压和心率的反射弧功能障碍引起;②因自主神经疾病或功能不全所致。

(2)疾病:①直立性低血压性晕厥;②血管减压性晕厥(普通晕厥);③排尿性晕厥;④颈动

脉窦性晕厥;⑤仰卧位低血压综合征;⑥吞咽性晕厥;⑦咳嗽性晕厥;⑧舌咽神经痛性晕厥;⑨特发性直立性低血压性晕厥(Shy－Drarger 综合征)。

2.脑源性晕厥

(1)病因:各种脑系疾病所致。

(2)疾病:①高血压脑病;②短暂性脑缺血发作;③各种严重脑血管闭塞性疾病引起全脑供血不足;④主动脉弓综合征;⑤脑干病变,如肿瘤、炎症、血管病、延髓血管运动中枢病变等;⑥基底动脉性偏头痛。

3.心源性晕厥

(1)病因:由于各种心脏疾病所致。

(2)疾病:①急性心腔排出受阻,如心瓣膜病、冠心病和心肌梗死、先天性心脏病如 Fallot 四联症、原发性心肌病、左房黏液瘤和左房巨大血栓形成、心脏压塞等。②各种心律失常:如心动过缓、过速或心搏骤停、Q－T 间期延长综合征等。③肺血流受阻:如肺动脉栓塞、原发性肺动脉高压症等。

4.其他晕厥

(1)病因:与情感或自主神经功能失调等有关。

(2)疾病:①低血糖性晕厥;②过度换气综合征;③哭泣性晕厥;④严重贫血性晕厥。

(四)临床特点

晕厥具有突然发病,持续时间短暂的特点,典型的晕厥分为 3 期。

1.发作前期

持续数秒至数十秒。出现短暂而明显的自主神经症状,如头晕、眩晕、出汗、面色苍白、恶心、视物模糊、神志恍惚、耳鸣、全身无力、打哈欠、上腹部不适等。

2.发作期

眼前发黑、站立不稳,发生短暂的意识丧失而倒地。意识丧失约数秒至数十秒后迅速恢复。发作时可伴有血压下降、瞳孔散大、脉缓细弱、肌张力减低、尿失禁等。神经系统检查无阳性体征。

3.恢复期

意识转清,仍有面色苍白、出汗、恶心、周身无力等,经数分或数十分钟休息后缓解,不遗留任何后遗症。

二、痫性发作

(一)概念

痫性发作是大脑神经元过度异常放电引起的短暂的神经功能异常。

(二)病因

尚不明确。

(三)临床表现

多种多样:如意识障碍、运动性发作、感觉异常发作,以及情绪、内脏及行为改变。

(四)痫性发作和晕厥区别

1.很少倒地

除强直－阵挛或失张力的全面性痫性发作。

2.失神发作

因意识障碍极为短暂而不发生跌倒。

3.伴有自动症

复杂部分性发作在意识障碍的同时可出现。

4.脑电图

痫性发作时有特征性的改变。

第七节　不自主运动

不自主运动是指患者在意识清醒的状态下骨骼肌出现不能自行控制的收缩,导致身体某些部位姿势和运动的异常。一般睡眠时停止,情绪激动时增强,临床上可见多种表现形式。

一、发生机制

以往认为不自主运动与锥体外系病变有关,而锥体外系涉及锥体系以外所有与运动调节有关的结构和下行通路,它包括基底节、小脑及脑干中诸多核团。但传统上仅将与基底节病变有关的姿势、运动异常称为锥体外系症状。基底节中与运动功能有关的主要结构为纹状体,其组成及病变综合征。

纹状体与大脑皮质及其他脑区之间通过不同的神经递质(如谷氨酸、γ－氨基丁酸和多巴胺等)实现相互联系与功能平衡。其纤维联系相当复杂,其中与运动皮质之间的联系环路是基底节实现其运动调节功能的主要结构基础,包括:①皮质－新纹状体－苍白球(内)－丘脑－皮质回路;②皮质－新纹状体－苍白球(外)－丘脑底核－苍白球(内)－丘脑－皮质回路;③皮质－新纹状体－黑质－丘脑－皮质回路。

二、临床表现

(一)静止性震颤

静止性震颤是主动肌与拮抗肌交替收缩引起的一种节律性颤动,常见于四肢远端、下颌和颈部,手指的震颤状如搓丸,频率4～6Hz。震颤静止时出现,睡眠时消失,紧张时加重,随意运动时减轻,可在意识控制下短暂减弱,放松后可出现更加明显的震颤。这是帕金森病的特征性体征之一。

(二)舞蹈症

舞蹈症是身体迅速、粗大、无节律的不能随便控制的动作。上肢较重,表现为耸肩、上臂甩动、手指抓握等动作;下肢可见步态不稳且不规则,重时可出现从一侧向另一侧快速粗大的跳跃动作(舞蹈样步态);头颈部可有转颈、扮鬼脸动作。随意运动或情绪激动时加重,安静时减轻,睡眠时消失。肢体肌张力低。此症状见于小舞蹈症、Huntington舞蹈症及药物(如左旋多巴和吩噻嗪类、氟哌啶醇等神经安定剂)诱发的舞蹈症。局限于身体一侧的舞蹈症称为偏侧舞蹈症,常见于累及基底神经节的中风、肿瘤等。

(三)手足徐动症

手足徐动症指肢体远端游走性的肌张力增高或减低的动作,如先有腕部过屈、手指过伸,之后手指缓慢逐个相继屈曲,继而上肢表现为缓慢的如蚯蚓爬行样的扭转样蠕动。由于过多的自发动作使受累部位不能维持在某一姿势或位置,随意运动严重扭曲,出现奇怪的姿势和动作,可伴有异常舌运动的怪相、发音含糊等。可见于多种神经系统变性疾病,常见为Huntington 舞蹈症、肝豆状核变性等,也可见于肝性脑病、某些神经安定剂的不良反应;偏侧手足徐动症多见于中风患者。

(四)偏身投掷运动

本病以大幅度的无规律的跨越和投掷样运动为特点,以肢体近端受累为主。病因是由于对侧丘脑底核及与其联系的苍白球外侧部急性病损,如梗死或小量出血所致。

(五)肌张力障碍

肌张力障碍是肌肉异常收缩引起的缓慢扭转样不自主运动或姿势异常。扭转痉挛又称为扭转性肌张力障碍,是因身体某一部位主动肌和拮抗肌同时收缩造成的特殊姿势,主要表现为以躯干为轴的扭转,可伴手过伸或过屈、足内翻、头侧屈后伸、眼睛紧闭及固定的怪异表情,导致患者难以站立和行走。急性发病者常见于一些神经安定剂加量过快导致的不良反应,也见于原发性遗传性疾病,如早期 Huntington 舞蹈症、肝豆状核变性、Hallervorden—Spatz 病等,或继发于产伤、核黄疸、脑炎等;最严重的一种类型是少见的遗传性变形性肌张力障碍。痉挛性斜颈被认为是扭转性肌张力障碍变异型,或称为局限性肌张力障碍,表现颈部肌肉痉挛性收缩,使头部缓慢地、不自主地转动。

第八节　共济失调

一、概念

因小脑、本体感觉和前庭功能障碍引起的运动不协调和笨拙称共济失调。

特点:患者肌力正常,但四肢、躯干及咽喉肌运动不协调,引起姿势、步态和语言障碍。

共济运动:依靠小脑、深感觉、前庭和锥体外系统的参与完成。损害小脑深感觉、前庭和锥体外系可出现共济失调。

小脑主要参与完成精巧动作。当大脑皮质每发出一次随意运动的指令时,小脑同时发出制动性冲动,协调大脑完成准确的运动或动作。临床上共济失调分为小脑性、深感觉性、大脑性和前庭性。

二、共济失调的分类和表现

(一)小脑性共济失调

1.小脑的发生、结构联系及功能定位

小脑是皮质下重要的运动调节中枢。与大脑皮质、前庭、脊髓联系密切,故小脑(绒球小

结→前庭神经核→前庭小脑)维持躯体平衡及眼球运动;旧小脑(蚓部→脊髓→脊髓小脑)维持躯体平衡;新小脑(半球→大脑皮质→皮质小脑)维持肢体协调运动。小脑不能直接产生运动性冲动,起到调节下行运动系统的作用。

2.小脑性共济失调

随意运动的不规则(协调运动障碍)如速度、节律、幅度和力量,伴有肌张力减低、言语障碍及眼球运动障碍。

3.临床表现

(1)姿势和步态的异常:①躯干性共济失调(姿势性共济失调),小脑蚓部病变。即站立不稳、步态蹒跚、两足远离叉开、左右摇晃不定,并举起上肢以维持平衡。②病位:损害上蚓部易向前倾倒,损害下蚓部易向后倾倒,损害小脑半球时行走向患侧倾斜。严重躯干共济失调者难以坐稳。

(2)协调运动障碍:①临床特征,随意运动的协调性障碍,上肢较下肢重,远端比近端重,完成精细动作较粗大动作困难。在动作的初始和终止时明显表现出运动的速度、节律、幅度和力量不平稳。②辨距不良:两点间的距离辨别不清。③意向性震颤:手或手指运动指向目标时震颤明显。④协同不能:不能协调地完成复杂的精细动作。⑤轮替运动:异常。⑥书写障碍:笔画不匀,字愈写愈大。以上运动异常组成典型的小脑笨拙综合征。

(3)言语障碍:①临床特征,因发音器官的唇、舌、喉肌共济失调所致。②吟诗样语言:说话缓慢,含糊不清,声音断续、顿挫。③爆发性语言:声音呈爆发性。

(4)眼运动障碍:①临床特征,眼球运动肌的共济运动失调引起粗大的共济失调性眼球震颤。损害与前庭的联系时,可产生双眼来回摆动。②下跳性眼震:偶见。③反弹性眼震:偶见。

(5)肌张力减低:①临床特征,不能维持姿势或体位,较小的力量可使肢体移动,运动幅度增大,行走时上肢摆动的幅度增大,腱反射呈钟摆样。②常见疾病:急性小脑病变。③回弹现象:患者前臂在抵抗外力收缩时,如果外力突然撤去,患者前臂不能立即放松,出现不能控制的打击动作。

(二)大脑性共济失调

额桥束和颞枕桥束联系大脑的额、颞、枕叶和小脑半球,损害时出现共济失调,但大脑性共济失调不如小脑性共济失调症状明显,较少出现眼球震颤。

1.额叶性共济失调

(1)病变部位:额叶或额桥小脑束。

(2)临床表现:同小脑性共济失调,如步态不稳、向后或向一侧倾倒、体位性平衡障碍;对侧肢体共济失调,腱反射亢进、肌张力增高、病理反射阳性,或额叶损害的精神症状、强握反射和强直性跖反射等。

2.顶叶性共济失调

(1)病变部位:顶叶。

(2)临床表现:对侧患肢共济失调,闭眼时症状明显,深感觉障碍呈一过性或不严重;损害两侧旁中央小叶后部时双下肢感觉性共济失调及大小便障碍。

3.颞叶性共济失调

较轻,早期不易发现,可一过性平衡障碍。

(三)感觉性共济失调

1.临床特征

脊髓后索损害引起深感觉障碍,不能辨别肢体的位置及运动方向,重要的反射冲动丧失。

2.临床表现

(1)站立不稳。

(2)迈步不知远近,落脚不知深浅。常目视地面,黑暗处步行更加不稳。

(3)特点:通过视觉辅助症状可减轻,睁眼时共济失调不明显,闭眼时明显。闭目难立征阳性,当闭眼时身体立即向前后左右各方向摇晃,幅度较大,甚至倾倒;检查音叉震动觉及关节位置觉缺失。

(四)前庭性共济失调

1.病变部位

损害前庭引起身体空间定向功能丧失所致。

2.临床表现

(1)平衡障碍为主,当站立或步行时躯体易向病侧倾斜,摇晃不稳,沿直线行走时更为明显,头位改变则加重症状。

(2)四肢共济运动:多正常。

(3)特点:眩晕、呕吐、眼球震颤明显,双上肢自发性指误。

(4)前庭功能检查:内耳变温(冷热水)试验或旋转试验反应减退或消失。

(5)病变越接近内耳迷路,共济失调症状越明显。

第九节　瘫痪

瘫痪是指个体随意运动功能减低或丧失,是神经系统的常见症状。按瘫痪的病因可分为神经源性、神经肌肉接头性、肌源性;按肌肉瘫痪的特点可分为上运动神经元瘫、下运动神经元瘫。

一、上运动神经元性瘫痪

上运动神经元性瘫痪也称痉挛性瘫痪,是由于上运动神经元,即大脑皮质运动区神经元及其发出的下行纤维病变所致。其临床表现有以下几种。

(一)肌力减弱

可表现为单瘫、偏瘫、截瘫及四肢瘫。上肢伸肌群比屈肌群瘫痪程度重,而下肢则表现为屈肌群比伸肌群重。

(二)肌张力增高

呈现"折刀"样肌张力增高,即患肢被外力牵拉伸展时,先出现抵抗,当牵拉持续到一定程度时,抵抗突然消失,患肢被迅速牵拉伸展。

(三)腱反射活跃或亢进

当腱反射过度活跃至亢进时可有阵挛,表现为髌阵挛、踝阵挛等。

(四)浅反射减弱或消失

表现为腹壁反射、提睾反射及跖反射等减退或消失。

(五)病理反射

因锥体束受损,病理反射被释放出来,包括 Babinski 征、Chaddock 征、Oppenheim 征、Gordon 征等。

(六)无明显的肌萎缩

早期肌肉无明显萎缩,因为下运动神经元对肌肉的营养作用仍然存在,但长期瘫痪时,可表现为失用性肌萎缩。多见于脑部及脊髓血管病、炎症、肿瘤、变性病等中枢病变。

二、下运动神经元性瘫痪

下运动神经元性瘫痪也称弛缓性瘫痪,指脊髓前角运动神经元和它们的轴突组成的前根、神经丛及其周围神经以及脑干运动神经核及其轴突组成的脑神经运动纤维受损所致。其临床表现为以下几方面。

(1)肌力减退。

(2)张力减低或消失,肌肉松弛,外力牵拉时无阻力,呈现"软瘫"。

(3)反射减弱或消失。

(4)病理反射引不出。

(5)肌肉萎缩明显。多见于脊髓前角、神经根、神经干、周围神经的炎症、肿瘤、外伤、中毒等。

参考文献

[1]王文杰,等.现代神经外科疾病诊治[M].郑州:河南大学出版社,2021.

[2]高媛媛,等.神经内科常见疾病检查与治疗[M].哈尔滨:黑龙江科学技术出版社,2021.

[3]张庆华.神经外科学临床应用研究[M].合肥:中国科学技术大学出版社,2021.

[4]陈哲.常见神经系统疾病诊治[M].天津:天津科学技术出版社,2020.

[5]刘建丰,李静,刘文娟.神经系统常见症状鉴别诊断[M].北京:化学工业出版社,2020.

[6]郑世文,等.临床神经系统疾病诊疗[M].北京:中国纺织出版社,2020.

[7]殷梅,孟胜喜,方芳,等.神经系统疾病诊断要点及治疗方法[M].北京:科学技术文献出版社,2020.

[8]岳英杰,等.神经系统疾病诊治理论与临床实践[M].长春:吉林科学技术出版社,2020.

[9]张兵钱,王广,陈悦,等.神经系统常见病诊护[M].北京:科学技术文献出版社,2020.

[10]张曙,等.现代神经系统疾病诊疗与监护[M].天津:天津科学技术出版社,2020.

[11]刘春华.神经系统常见疾病的诊断与治疗[M].北京:电子工业出版社,2020.

[12]陈红霞,等.神经系统疾病诊疗学[M].昆明:云南科技出版社,2019.

[13]田锦勇,裴本根,梅琰.临床神经系统疾病诊治[M].北京:中国纺织出版社,2019.

[14]褚文静,李先志,杨昌贵,等.现代神经系统疾病诊疗[M].世界图书出版公司,2019.

[15]赵振升,等.临床神经系统疾病诊治学[M].天津科学技术出版社,2019.

[16]刁红梅,等.临床神经系统疾病理论与实践[M].汕头:汕头大学出版社,2019.